古代医家论医德医风医道

靳琦　裘梧　编著

全国百佳图书出版单位

中国中医药出版社

·北　京·

图书在版编目（CIP）数据

古代医家论医德医风医道 / 靳琦，裴梧编著 . —北京：
中国中医药出版社，2023.9
ISBN 978-7-5132-8015-0

Ⅰ . ①古… Ⅱ . ①靳… ②裴… Ⅲ . ①医务道德—中
国—通俗读物 Ⅳ . ① R192-49

中国国家版本馆 CIP 数据核字（2023）第 002646 号

中国中医药出版社出版

北京经济技术开发区科创十三街 31 号院二区 8 号楼
邮政编码　100176
传真　010-64405721
三河市同力彩印有限公司印刷
各地新华书店经销

开本 889×1194　1/16　印张 10.5　字数 165 千字
2023 年 9 月第 1 版　2023 年 9 月第 1 次印刷
书号　ISBN 978 – 7 – 5132 – 8015 – 0

定价　39.00 元
网址　www.cptcm.com

服 务 热 线　010-64405510
购 书 热 线　010-89535836
维 权 打 假　010-64405753

微信服务号　zgzyycbs
微商城网址　https://kdt.im/LIdUGr
官 方 微 博　http://e.weibo.com/cptcm
天猫旗舰店网址　https://zgzyycbs.tmall.com

如有印装质量问题请与本社出版部联系（010-64405510）

前　言

在中医药护佑中华民族生息繁衍一路前行的漫长历史过程中，历代医家基于治病救人、养生保健、服务民生的勤奋实践，从未间断地进行着理性思考，倡导医者之操守、行为之规范、为医之境界，约束和激励医界同仁自省自律自重，在医事活动中自觉遵循、恪守和弘扬良好的医德医风医道，从而形成了约定俗成而又长期坚持的优良传统。

中医药典籍浩如烟海，积淀了几千年来中医先辈的实践经验和思想智慧，也蕴藏着大量医德医风医道的思想精华，是新时代中医药行业开展作风建设的思想宝库。古代医家关于医德医风医道的精辟言论，凝聚着古人的真知灼见与心得感悟，具有很强的启示和教育意义。挖掘整理中医药传统文化中的医德医风医道的思想精髓，将其中的格言警句整理阐发，与时俱进地诠释其现实作用和当代价值，能够成为医疗卫生行业思想教育内容的有效供给和重要来源，从而起到良好的参考借鉴效果。

本书编者基于相关课题研究，面向中医药传统文化典籍，以医德医风医道为主题，取材自《黄帝内经》以降，贯穿汉、魏、晋、南北朝、唐、宋、元、明、清历代，从众多名家言论中各选20条经典格言进行解读，并结合原文整体篇章的历史背景、思想渊源进行阐释，形成古代医家论医德医风医道格言精选60条，编写成一册可供行业内人士学习借鉴的读物。

深入发掘、梳理并提炼古代医家关于医德医风医道之论，剖析其深刻内涵，阐发其精神实质，以史为鉴、古为今用，鉴古知今、研以致用，具有重要的理论意义、实践取向、当代价值和现实作用，是贯彻落实新时代中医药"传承精华，守正创新"要求的具体行动，也是中医药优秀传统文化创造性转化和创新性发展的有益尝试，更是裨助中医药从业人员思想教育和行业作风建设的生动体现，对提升中医药行业人员素质、推进新时代中医药传承创新发展具有重要意义。

编　者

2023 年 3 月

目 录

医风篇

医德篇

"德"是中华思想文化中的崇高概念。从字面上讲，"德"有"道德""德性""节操""品行"等多个含义。《管子》说："德者，得也。"德是一种获得，是万事万物从真理和本真中获得的与众不同的属性、本质和规律，构成万物存在与发展的内在基础。对人而言，"德"表现为纯洁、善良、高尚的品格。《说文解字》说："德，升也。""德"体现着一种提升和超越。有德之人是大众所效法学习并提升自我的榜样和楷模。

道德文明是人类文明的重要内容。中华美德是中华优秀传统文化的重要组成，是中华文明宝库璀璨夺目的明珠，体现着人类文明的发展高度。

医德根源于中华美德，是医家修养的内在规定性。医德又是医家人格与品性的提升，也是医药文化的升华。中医具有悠久的医德传统，中医药行业从业者重视道德品质的内在修养和提升，在医疗活动中遵循道德规范。几千年来，中医的医德发展植根于救死扶伤、护佑生命的生动实践中，不断丰富和发展中华美德。

中医医德是新时代医德建设取之不尽的思想文化宝藏，必将成为发展中国特色社会主义精神文明和人类文明新形态的重要源泉和不竭动力。

本篇格言遴选的基本原则：古代医家明言且专论医"德"者；论述道德修养之基础，包括心灵、心性、情怀、情操、思想意识等；论述医者所应修养和具备的德目，诸如仁义、仁爱、孝悌等。在以上三类之内，各自又按年代排序。所选格言条目既有要求中医药行业从业者群体共同遵循的，也有指向医者个人修为的，概括而言就是要明大德、守公德、严私德，表达的是一种境界和格局。

本篇以孙思邈论"德"的千古名言开篇，接着从心性、品德等医德基础展开，择要介绍医家所重视的以"生""仁""恒""诚"等为内涵的诸多医德格言，并且罗列一些医者所遵循的有影响的传统德目，以期以小见大地展现古代医家理想中的道德世界。

1. 人命至重，有贵千金，一方济之，德逾于此

【原文】

吾幼遭风冷，屡造医门，汤药之资，罄尽家产。所以青衿之岁[1]，高尚兹典[2]，白首之年，未尝释卷。至于切脉诊候，采药合和，服饵节度，将息避慎，一事长于己者，不远千里，伏膺[3]取决[4]。至于弱冠[5]，颇觉有悟。是以亲邻中外有疾厄者，多所济益。在身之患，断绝医门[6]。故知方药本草，不可不学。吾见诸方部帙浩博，忽遇仓卒，求检至难，比得方讫，疾已不救矣。呜呼！痛天枉之幽厄，惜堕学之昏愚，乃博采群经，删裁繁重，务在简易，以为《备急千金要方》一部，凡三十卷。虽不能究尽病源，但使留意于斯者，亦思过半矣。以为人命至重，有贵千金，一方济之，德逾于此，故以为名也。

【简介】

选自孙思邈《备急千金要方》序。孙思邈（581—682），京兆华原（今陕西省铜川市耀州区）人，唐代著名医药学家。因其医药学成就，在宋代被敕封为"妙应真人"，并被后世民间尊为"药王"。其所著《备急千金要方》《千金翼方》统称"千金方"，即取自"人命至重，有贵千金，一方济之，德逾于此"之意。

【注解】

[1]青衿（jīn）之岁：年少之时。青衿，即年少学子所穿的衣服，典出《诗经·郑风·子衿》："青青子衿。"

[2]高尚兹典：抬高、崇尚医药典籍的意思。

［3］伏膺：即服膺，衷心信服之义。

［4］取决：即由其决定之义。

［5］弱冠：男子二十岁左右刚刚成年的意思。《礼记·曲礼上》："二十曰弱冠。"

［6］断绝医门：不再造访医门的意思。

【语译】

我幼年遭遇风冷之疾，屡屡造访医家之门，治疗所花费的汤药之资，耗尽了家产。所以我在年少之时，就重视、崇尚医学典籍，即便到了老年，也未曾停止研读。至于切脉诊候的诊断之学，采药合和的药剂之学，服食节度、将息避慎的养生之学，只要别人有一事比自己擅长，必定不远千里，心悦诚服地向其求教。到了二十岁的年纪，自己觉得在医学上颇有感悟。所以亲戚、邻居、家乡父老乃至外乡遭遇疾病的人们，都受到我的救济和助益。自身患病，也不必再去求助医门。故而我认为，方药本草的学问是不能不学的。我看到各种方书卷帙浩繁广博，仓猝之间遇到疾患，求访搜检适用的药方至为困难，等找到合适的药方，疾病已经发展得不可救药了。呜呼，我痛心于人们遭遇夭折、枉死的灾厄，惋惜于人们懈怠堕落、不务求学的昏愚，于是博采群经，删减裁撤其中繁琐重复的部分，专务于简单容易，把它制成《备急千金要方》一部，总共三十卷。虽然不能说这部书穷究疾病之源，但是能够使留意于医学之人，通过研读思虑，大有收益。我认为，人的生命至为重要，比千金巨资还要宝贵，用一个药方救济生命，所积累的功德超过千金之贵，所以这部书以"千金"命名。

【阐释】

本段文字所昭示的是，生命之贵重无与伦比，医家救助人生命的行为，极其可贵，最有价值，是一种伟大的美德，体现了崇高的人文精神和人性关怀。

《备急千金要方》和《千金翼方》是孙思邈所撰的两部方书，合称"千金方"。这两部书之所以叫作"千金方"，在于孙思邈认为，人的生命至为贵重，比起千金巨资还要昂贵。用一张小小的药方挽救病人的生命，所造就的功德远比千金还要宝贵。

在《备急千金要方》的序言中，孙思邈讲述了编撰这部方书的缘起。他幼年时遭遇风冷之疾，屡造医门，倾尽家产。后来立志研习医学，多方求教，学有所成，成为人们健康的庇护和倚仗。他也由此认识到医学护佑健康的重要性。在历史上，不少名医都有着"久病成医"的经历，如皇甫谧、孙思邈、黄元御等，他们既有医者救死扶伤的慈悲情怀，也亲身感受了病人挣扎在生死之间的焦虑与苦痛，因而笃定了作为医者的崇高使命和济世情怀。

今天，面对各种各样威胁人民健康的病魔，我们坚持"人民至上、生命至上"，是对人民生命安全和健康福祉的高度重视和认真负责，也是对孙思邈伟大格言的千年回响，演奏出了新时代医德精神的最强音。

2. 天下万事，莫不成于才，莫不统于德

【原文】

天下万事，莫不成于才，莫不统于德。无才固不足以成德，无德以统才，则才为跋扈[1]之才，实足以败，断无可成。有德者，必有不忍人之心[2]。不忍人之心油然而出，必力学诚求其所谓才者。医也，儒也，德为尚矣。

【简介】

选自吴瑭《医医病书》附三《医德论》。吴瑭（1758—1836），字鞠通，清代著名医学家，温病学派代表人物，著有《温病条辨》《吴鞠通医案》等。《医医病书》是一部医论著作，共二卷，系吴瑭为针砭医界时弊而作。《医德论》系曹炳章增订该书时增补的附录。

【注解】

[1] 跋扈：专断骄横。

[2] 不忍人之心：即不忍看到他人受苦的同情之心。儒家认为，是人天生具有的善心。

【语译】

天下万事，没有不是靠才干而成功，没有不是靠德行来统领的。没有才干，是不能成就德行的。而如果没有德行来统领才干，那么才干就会变成无法无天的跋扈之才，反而足以导致失败，绝不可能成功。有德之人，必定具有不忍心看到他人受苦的

同情之心。当同情之心油然而生，就一定会努力学习，诚心诚意地修炼以增长才干。医者其实就是儒者，追求德行高尚。

【阐释】

这段文字重在强调德与才的辩证关系。德才兼备，以德为先，在任何时候、任何人身上都是适用的，作为"健康所系、性命相托"的医务工作者，无论何时何地都应坚守之。

本文对德与才的关系有着精辟的论述，要成为良医，必须德才兼备。天下万事，没有才干和能力，则不可能真正解决问题，然而如果没有道德价值来统御才干能力，则才干能力不受节制而肆意发挥，必然导致滥用，成为一种跋扈之才，甚至可能因为其才干和能力造成更大的破坏。所以没有德统御的才，不但不足以成事，反而可能会使人误入歧途。

德的根源在于人的良心。有德之人，必定有着一颗不忍心看到他人受难的恻隐之心。恻隐之心，是儒家最根本的价值观念——仁爱观念的发端。医乃仁术，就是发端于人的这种与生俱来的善良本心。当医家捧出自己的善良本心，看到别人遭受病痛的折磨，恻隐同情之心就会油然而生，也就产生了努力精研医学的强烈内在驱动。故而对于医家而言，注重医德尤为重要。

3. 良医处世，不矜名，不计利，此其立德也

【原文】

良医处世，不矜名^[1]，不计利，此其立德也；挽回造化，立起沉疴，此其立功也；阐发蕴奥^[2]，聿^[3]著方书，此其立言也。一艺而三善咸备，医道之有关于世岂不重且大耶？

【简介】

选自叶天士《临证指南医案》华岫云序。华岫云（？—1753），字南田，清代著名医学家叶天士的弟子。他注意收集整理叶天士的医案，分门别类辑成《临证指南医案》十卷。

【注解】

［1］矜（jīn）名：自夸名声。

［2］蕴奥：深奥的含义。

［3］聿（yù）：句首助词，无实际意义。

【语译】

优秀的医生处世，不自夸名声，不计较利益，这是立德的表现；挽回病人的生命而有创造化育的功效，让久治不愈的病人马上好转起来，这是立功的表现；阐发医学深奥的含义，撰著医书，这是立言的表现。精通医学这一艺而具备了三种善行，医道与人世的关系，岂不是很重大吗？

【阐释】

这段文字重在表达人生价值之所在，古人所谓立德、立功、立言"三不朽"是其高度概括，为人处世所崇尚和追求的大抵如此。作为医者，"三不朽"有着独特的解读和诠释，淡泊名利、救死扶伤、发皇医理，为其要义也。

"三不朽"典出于《左传》中范宣子向叔孙豹请教古训"死而不朽"之含义的对话。个人的生命在人类历史长河中是极为有限而短暂的，人死之后形骸会朽坏消亡，也会很快为人所遗忘。叔孙豹指出，一个人死后，如果子孙后代世世代代祭祀他，这并不是"不朽"，只是一种后代对祖先的回报。真正的"不朽"，应该是人们久久不能废弃的东西。在叔孙豹看来，能够真正不朽的只有三样事情，那就是立德、立功、立言，高尚的德行、伟大的功勋、经典的言论，是能够流传千古，为人们所铭记的。这也是人生的价值意义所在。

立德、立功、立言的"三不朽"，其实有一条根本的道理一以贯之，那就是对于民生有所救济。乐生恶死，是人之常情。在民生之中，人们最看重的就是生命健康。而在种种关涉人民生死安危的事业之中，即使普通的布衣之士也能够出力为之的，就是救死扶伤的医学事业。

因此，一位良医身处世间，服务人民，不注重虚名，不计较利益得失，而是以救死扶伤为要务，这种高风亮节，是立德的表现；他能够以高超的医术回天救逆，力挽造化，让重病之人恢复健康，这种形同于再造生命的成就，是立功的表现；他能阐发医理的内蕴与奥妙，著书立说广为流传，是立言的表现。

医学不仅仅关系到患者的生命安危，也关系到家庭的幸福美满，更关系到国家社会的兴旺发达，是与民生福祉紧紧关联在一起的。因而医学是一项能够使立德、立功、立言"三不朽"兼备的技艺。

4. 先发大慈恻隐之心，誓愿普救含灵之苦

【原文】

凡大医治病，必当安神定志，无欲无求，先发大慈恻隐之心[1]，誓愿普救含灵[2]之苦。若有疾厄来求救者，不得问其贵贱贫富，长幼妍蚩[3]，怨亲善友[4]，华夷愚智，普同一等，皆如至亲之想。亦不得瞻前顾后，自虑吉凶，护惜身命。见彼苦恼，若己有之，深心凄怆[5]，勿避险巇[6]，昼夜寒暑，饥渴疲劳，一心赴救，无作功夫形迹之心[7]。如此可为苍生大医，反此则是含灵巨贼。

【简介】

选自孙思邈《备急千金要方》卷一《大医精诚》。

【注解】

[1] 恻隐之心：即不忍别人遭受苦难的心。

[2] 含灵：就是人的意思，古人认为，人是万物之灵。

[3] 妍蚩（chī）：美和丑。

[4] 怨亲善友：怨，仇人；亲，亲人；善，交往一般；友，过从密切。表示关系亲疏的意思。

[5] 深心凄（qī）怆（chuàng）：发自内心的悲伤。深心，本为佛学用语，原义为用意深重、扎根深固的求法之心。此处意为深入的、诚挚的真实内心。

[6] 险巇（xī）：艰难险阻。

[7] 功夫形迹之心：表面客套做作，内心胡思乱想。

【语译】

凡是大医治病，一定要安定神志，无欲无求，首先要对病人产生大慈大悲的同情之心，立誓愿意普遍地解救百姓疾苦。如果有患者前来求治，不得打听病人贵贱与贫富，不要在意病人的长幼美丑，不要关注病人与自己的亲疏恩怨，不要区分病人来自何处、愚笨还是聪明，都要把他们当作自己的至亲，一视同仁地对待。给病人诊治时，也不能瞻前顾后，过多考虑自己的利弊得失。看到病人的苦恼，感同身受。对于病人的疾苦深感悲痛，遇到病人求救，应当一心前去救助，不要因为路途艰险、时间早晚、天气寒热而有所犹豫，不要因为自己饥渴和疲劳而有所迟缓，也不要装模作样，推诿塞责。像这样才能成为拯救苍生的大医。如果违反这些原则，就是危害百姓的巨贼。

【阐释】

本段文字集中展示了医乃仁术、医德致诚，为医者须牢记使命，具有仁爱之心和天使情怀，以护佑生命、救死扶伤为天职，时时处处彰显人性光辉和人道主义精神。

在《大医精诚》中，提出了一系列医家治病时的心学修养，体现出含弘光大的大医情怀。

第一是安定内心。使心神安宁而不浮躁，志向笃定而不散乱，去除私心杂念，达到一种致虚守静的境界。

第二是发心誓愿。人为万物之灵，医家将不忍病人遭受苦难的仁慈之心激发出来，誓愿普遍地救助人们的疾病之苦。

第三是平等对待。对于前来求治的患者要一视同仁，不论地位上的高低贵贱之分、经济上的贫富差距、年龄上的长幼之别、容貌上的美丑、人际关系上的亲疏，不论是过往有交情还是有前嫌，不论来自何方，不论聪明智慧还是心智愚钝，都以同一标准认真对待，都要把他们想作是自己的至亲之人而竭力救治。

第四是忘我施救。救治之时，不能把自己的吉凶安危放在第一位来考虑，也不能因顾虑自己的得失而瞻前顾后、畏首畏尾。遇到患者求救，应当不畏艰难险阻，不避昼夜寒暑而一心赴救。

第五是感同身受。看到病人有痛苦烦恼，如同自己也有同样遭遇一般，从而产生发自内心的悲悯之情。

第六是端正态度。不可装模作样，也不可居功自傲以求取名利。

如果医者能够做到这几点，就可以成为护佑苍生的大医。如果所作所为与此相反，则会变成危害百姓的巨贼。

5. 人之所以为心也，惟在摄之正之，公之平之

【原文】

尝闻之有所云天心者，仰而观之，浩浩[1]焉，邈邈[2]焉，天之大不可测也，而何从见其心？《素问》曰：南方赤色，入通于心[3]，则疑以离为天之心矣。心果若是之虚且明乎？子思[4]作《中庸》，首揭天命之为性。而子舆氏[5]则曰：尽其心者，知其性也，知其性则知天矣，则是又以天心即人心矣。可见心之为物，存者其诚，而发者其明也。忠者其体，而恕者其用也。若易诚而妄，则心之病一；易明而昧，则心之病二；易忠而欺，则心之病三；易恕而忍，则心之病四。试思天之所以贵乎人，与人之所殊乎物者，非此心乎？存之为君子，去之则异类。苟或不克操之，任其出入，而莫知其乡，将何以立于天壤间耶？盖天理者，人之所以为心也，惟在摄之正之，公之平之。以之立身，以之垂后，无不由于此中，人盖可忽乎哉！

【简介】

选自怀远《古今医彻》卷四《五大病·心》。怀远（生卒年不详），字抱奇，上海松江人，清代医学家，活跃于嘉庆年间。《古今医彻》又名《医彻》，是一部综合性医书，刊刻于清嘉庆十三年（1808），共四卷。

【注解】

[1] 浩浩：广阔宏大的样子。

[2] 邈邈：遥远的样子。

[3] 南方赤色，入通于心：出自《素问·金匮真言论》，意为南方之气为赤色，进

入人的身体后与心相通。

［4］子思：孔伋，字子思，儒家著名思想家。他是孔子之孙，曾参之弟子，《中庸》的作者。

［5］子舆氏：即孟子。孟子名轲，字子舆，儒家著名思想家，与孔子并称"孔孟"，被后世尊为"亚圣"。

【语译】

曾经听说有所谓"天心"的说法。仰而观天，浩浩然广大，邈邈然高远，天之大是不可测度的，从哪儿能够得见天心呢？《素问》说：南方为赤色，入通于心。这可能是以离卦之火为天心吧。心果然如离卦之火那样中虚而外明吗？子思写作《中庸》，起首就揭示了"天之所命就是人的天性"的至理。孟子则说：能够尽复其心的人，就能知晓自己的本性，知晓自己的本性，就知晓了天道。这里又把天心当作人心。由此可见，心这个东西，其所存有的是"诚"，其所发出的是"明"，"忠"是它的本体，"恕"是它的功用。至若心本来容易体现为真诚，而人却为虚妄，这是第一种心病；心本来容易体现为明彻，而人却为昏昧，这是第二种心病；心本来容易体现为忠诚，而人却为欺骗，这是第三种心病；心本来容易体现为宽恕，而人却为残忍，这是第四种心病。试想天之所以以人为贵，人之所以与万物有别，难道不是因为人有了这颗"天心"吗？存有这颗"天心"就是君子，出离这颗"天心"就是异类。倘若人不能好好操持这颗天心，任其出入，迷失不知其所向，将何以立于天地之间呢？天理，是人之所以为心的依据。人要操持好天心，就在于能够摄守天理，以天理为指正，以天理为公道，以天理为平准，人以天理树立自身，以天理垂范后世。天理就在人的天心之中，人们怎么可以忽视呢？

【阐释】

本段文字指出了医家修养应当注重内心，天人合一回归"天心"，发挥其"天心"本所具有的德性，作为医者立身处世的根本。

崇尚天人相通、天人合一，是中国文化的鲜明特征。古人认为，天人之所以能够相通，心在其中发挥了关键的桥梁作用。关于这一点，中国传统思想文化从医学和哲学两个角度进行了思考和阐发。有的医家认为，离卦就是天心，这是因为在五脏与五行的配对中，心与火是对应的。离卦的物象就是火，离卦的卦象是外明而内虚的，而人心也是虚静而精明的。子思在《中庸》中指出人的本性由天命所赋予。孟子主张找回被放逐的本心，找回了本心就能够知晓人的本性，知晓了本性就能够知晓天。也就是说，人心中天然含有天的一面，人心即是天心。

由此可见，医学与哲学的说法是相通的，说的都是同一颗心。这颗心具有诚、明、忠、恕的特性，构成了四种最为根本的德性，也是天地之间人之所以为贵的根本所在。不能守持这四种德性，就会产生虚妄、昏昧、欺骗、残忍等心病。认识了人心即天心的道理，不仅有益于医家修身，也有益于医家诊疗。

6. 夫养性者，欲所习以成性，性自为善，不习无不利也

【原文】

夫养性者，欲所习以成性，性自为善，不习无不利也。性既自善，内外百病皆悉不生，祸乱灾害亦无由作，此养性之大经[1]也。

【简介】

选自孙思邈《备急千金要方》卷二十七《养性序》。

【注解】

[1]大经：常道、常规之义。

【语译】

养性，需要不断修炼本性而至良善，当本性自然向善的时候，即使不修炼也没有不顺利的。本性自然向善，内外百病都不会发生，各种祸乱灾害也没有缘由发作，这是"养性"的大原则。

【阐释】

这段文字告诉我们，养生重在养性，养性必须以养德为要，此乃为人之道，为医更应如此。

今天流行的"养生"观念，在古代更多地被称为"养性"。"养性"的内涵比"养生"更加丰富。这是由于在古代哲学观念中，"性"作为"天性"，是天人相通的桥

梁和关键。"性"是人的根本，即"本性"，既表现为"心性"，体现道德的维度；又表现为"生性"，是"生之质"，体现生命的维度。因而人的"德性"，是把生命意义和道德品性联系在一起的，是一而二、二而一的。在人的生命历程中，人的本性在时时刻刻和方方面面都产生着内在的、深刻的、持久的影响。因而"性"更是"禀性""习性"。古人大多接受孟子的主张，认为人性是善的。但人的善性会被放逐，会被蒙蔽，会迷失，因而就要通过善行的修养，逐渐找回人的善性，这就需要"习以成性"。对于今天的人们来说，"养生"既要"养形"，又要"养心"，通过"习以成性"让本性良善，自然就能实现延年益寿的功效。

7. 调药性易，调自性难，挈出性字，方可言医

【原文】

（吴杰）尝曰[1]："调药性易，调自性难，挈[2]出性字，方可言医。"人以为名言。

【简介】

选自朱国祯《涌幢小品》卷二十五。朱国祯（1558—1632），字文宁，浙江乌程（今浙江吴兴）人，曾官至文渊阁大学士。《涌幢小品》是一部笔记小说，编写过程中用到了宫中的档案材料，记录了不少作者见闻的朝野掌故逸闻，具有较高的史料价值。这里选录了明代医学家吴杰的论医格言。文中所提吴杰，字士奇，号旸谷，江苏武进人，明代正德末年为太医院院使。

【注解】

［1］尝：曾经的意思。此处接上文，指吴杰曾说。

［2］挈（qiè）：提、拎的意思。

【语译】

（吴杰）曾说："调理药性容易，调理自己的本性困难。把'性'这个字提挈出来，才可以讨论医道。"当时的人们认为这是至理名言。

【阐释】

本段文字意在强调医生要注重修身养性，只有具备善良的本性，才是为医的根本

出发点，才有资格学习和运用医学。

　　"性"是中国思想文化中的重要概念。物有物性，人有人性。人性是本性，也是天性，是与生俱来的。中国古代的思想家对人性进行了深入的讨论。孔子说"性相近也"，人性是普遍相近的，这是人之所以为人的依据。古人有"天人合一"的观点，认为人性得之于天，蕴之于人，人性是人与天相连接的桥梁。古代的主流意识认为，人性是善良的，发端于人的善良之心。但是，随着人在社会中的成长与浮沉，受到各种思想观念的浸染，人性也会发生变化。不良的习气会对人性造成熏染，扰乱善良的本性，这就需要后天的调理来修炼善良的天性。调理自己的人性是困难的，一方面是因为长久以来的习气熏染所塑造出的惯性很难扭转，另一方面也是因为人们总是缺少对自我本性的审视和反思。但是，善良的本性对医者来说是至关重要的。

8. 立己宜养重，不宜自轻

【原文】

立己宜养重，不宜自轻。吾党[1]既以斯道为己任，则此一人之身，实千万人之所系命者也。必当立志清华[2]，持躬[3]敦朴[4]，以示吾道之不苟[5]。倘复徇人[6]丧己[7]，径窦[8]甘趋[9]，且非怀珍[10]待聘之心，难免枉寻直尺之诮。

【简介】

选自《医灯续焰》卷二十《医范·采芝八则》。《医灯续焰》是一部脉学著作，明代医学家王绍隆（1566—1624）所传，其弟子潘楫（1592—1666）增注。在医学内容之外，该书还在卷二十列《医范》、卷二十一列《病则》，供医生和病人参详。

【注解】

[1] 吾党：即吾辈、我辈之义。

[2] 清华：清高华美之义。

[3] 持躬：对待自己、守持自我。

[4] 敦朴：敦厚朴实。

[5] 不苟：不随便，不马虎。

[6] 徇人：依从他人。

[7] 丧己：丧失自我。

[8] 径窦：径，路径；窦，孔洞。引申为钻营门径。

[9] 甘趋：甘于趋驰。

［10］怀珍：怀藏珍宝，引申为身怀大才。

【语译】

医家立身之道应当涵养自重的品行，不宜自我轻薄。我辈既然以医道作为自己的任务和使命，就要知道医生的职责，维系着千万人的性命。医者必然应当立下高远的志向，自我修持敦厚淳朴的品质，以显示医道一丝不苟的认真态度。倘如还是刻意顺从别人而丧失了自己的原则，投机钻营，追求名利，而且所持的不是身怀大才、等待时机的心，那就如同弯木遇到直尺一般，难免被人嘲笑。

【阐释】

这段文字主要表明医者应品行高洁、志趣高远、自重持重，具有独立人格，不随波逐流，不趋炎附势。

《采芝八则》是潘楫的门人明州（今浙江宁波）蒋式金所撰的八条医家修养德行的规范。"轻重"是源于"权衡"的古老观念，中国文化赞赏"厚重""稳重""慎重"，反对"轻薄""轻浮""轻忽"，认为"重为轻根"，将"重"看作是一种特殊的德目，主张人应"自重"。《采芝八则》主张医家尤其要将"自重"作为德行而加以修养，这是因为医家是民众生命健康的保卫者，维系着千万人的性命安危，是千万家庭健康福祉的压舱石，因而医家的所作所为不可不"稳重"，不可不"慎重"，不可不"厚重"，而归根结底这有赖于医家之"自重"。因此医家的自我修养，需要敦厚朴实，以显示其"持重"。反过来说，如果医家丧失原则，一味迎合他人，以至于为了名利钻营趋驰，毫不"持重""自重"，那就不会受到人们"敬重"。

9. 常以深心至诚，恭敬于物

【原文】

识达道理，似不能言，有大功德，勿自矜伐[1]。美药勿离手，善言勿离口，乱想勿经心。常以深心至诚，恭敬于物。慎勿诈善，以悦于人，终身为善。为人所嫌，勿得起恨。事君尽礼，人以为谄，当以道自平其心。道之所在，其德不孤[2]。勿言行善不得善报，以自怨仇。

【简介】

选自孙思邈《备急千金要方》卷二十七《养性·道林养性第二》。

【注解】

[1] 矜伐：骄傲自夸。

[2] 道之所在，其德不孤："道之所在"，典出于《说苑·谈丛》："道之所在，天下归之。"在中国传统思想中，德由道生，也终将归于道。"其德不孤"，典出于《论语·里仁》："德不孤，必有邻。"有德之人不会孤单，一定有同样的人和他相伴为邻。这两句话的意思是有道的地方就有德，有德之人不会孤单，不要因为被人误解就心生不平。

【语译】

认识、通达大道与真理，却很低调而不多言。即使有巨大的功劳和德行，也不要居功自傲，自我炫耀。美好的养生药物不要离手，良善的话语不要离口，胡思乱想不要放在心上。常常以深入真挚之心、极致之诚，以谦恭敬慎的德性指导自己对待万物。千万不要伪诈地为善，以取悦于他人，应当终身真诚地为善。被别人嫌憎，也不能因此产生恨意。事奉君上尽于礼节，别人认为自己谄媚，应当以道理平复自己的内心。大道所在，所感召的有德之人是不会孤单的。不要说行善得不到善报，而对自己产生仇怨。

【阐释】

本段文字指出医家修身养性时所应遵守的道德原则。

"养性"的关键和核心是养护人的"德性"。孙思邈提出了"深心至诚，恭敬于物"的主张，说明养性需要直指内心，到达内心最深的层面，以此处为坚实的地基，生起极致之诚。他还主张以谦恭敬慎之德为指导去对待万物。孔子说"克己复礼为仁"（《论语》），礼的精神则在于通过教化使人达到"恭俭庄敬"（《礼记》）。在《大医精诚》中，孙思邈指出"损彼益己，物情同患""杀生求生，去生更远"。医者面对生命，必须保持谦恭和敬畏。可见这与"大医精诚"的崇高理念是一脉相承的。

医者的修养要求"终身为善"，这种善无疑是真实而诚挚的，是有根底的。孙思邈指出，如此为善不是苦心孤诣的，而是与德为邻的。

10. 专以救人为念，以慕尊生乐道之意

【原文】

窃谓天地之大德曰生[1]。生者，人之所同乐也。人之一身不幸于有病，有病不得已而请医。为医者当自存好心，彼之病犹己之病。药契天不敢以一毫客气[2]，勿问贫富贵贱则与善药。专以救人为念，以慕尊生乐道之意，造物者[3]自佑之以福。

【简介】

选自寇平《全幼心鉴》卷上《戒医用好心劝病家用好医》。寇平（生卒年不详），字衡美，嵩阳（今河南登封）人，明代儿科医学家。《全幼心鉴》是寇平所撰的儿科著作，全书共四卷，成书于 1468 年，卷一总论中多有医德之言。

【注解】

［1］天地之大德曰生：语出《周易·系辞下》，意为"生生不息"是天地间最盛大的德行。

［2］客气：指言行虚伪，并非出自真诚。

［3］造物者：世上万物的创造者和支配者，语出《庄子·大宗师》，其实是对"道"的人格化理解。

【语译】

我认为，天地间最盛大的德性就是生生不息。活着，是人们都喜欢的生命状态。人不幸罹患疾病，有了疾病不得已就要请医生治疗。为医之人应当存有一颗好心，他

人所患的疾病如同在自己身上一般。运用药物要契合自然之理，不敢有一丝一毫的虚假与保留，无论病人贫富贵贱，要一概施与合适有效的药物。专门以救人为念，遵从好生之意，这样上天自然会降福保佑。

【阐释】

这段文字表明，"敬佑生命"是中国文化的核心要义，也是医德精神的重中之重。为医者当心系患者，全心全意为患者服务。

古人认为，世界是一个生生不息的世界。天覆地载，天地之间最大的德性就是生生不息，赋予生命，维持生存，享受生活。自我的病痛是切肤之痛，人们总会立即反应，尽最大努力展开救治，而他人作为他者存在着主体间的距离，因而对于他人的病痛，人们往往没有切身的感受，反应也不一定充分及时。人都是好生而恶死的，在这一点上能够换位思考，感同身受。因此，医者应该视患者之病如己之病，待人如待己，以解救病人的苦难为第一要务，全力以赴，毫无保留。医者专门以救人为念，采取治人之病犹治己之病的态度，是对天地好生之德的遵守，也是对天地之道的遵守，符合天地运行的根本规律，自然能够天人合一，驾驭必然，获得自由。古人认为天地是造物者，因而把这理解为造物者的福佑。

11. 夫医者，非仁爱不可托也

【原文】

夫医者，非仁爱不可托也，非聪明理达不可任也，非廉洁淳良不可信也。是以古之用医，必选名姓[1]之后，其德能仁恕博爱，其智能宣畅曲解[2]，能知天地神祇之次，能明性命吉凶之数，处虚实之分，定顺逆之节，原[3]疾疹之轻重，而量药剂之多少，贯微达幽[4]，不失细小，如此乃谓良医。

【简介】

选自杨泉《物理论》。杨泉（生卒年不详），字德渊，西晋初年的哲学家和科学家，对天文、地理、农学、医学等均有研究，著有《物理论》十六卷，现存辑佚一卷。

【注解】

［1］名姓：指具有家风传承的名家大族。

［2］宣畅曲解：畅达而周全地思考与理解。

［3］原：推求还原。

［4］贯微达幽：贯，贯通；微，微小；达，通达；幽，幽深。能看到事物最微小之处，通晓幽深之理，形容对事物观察认识得非常透彻深入，达到精微的境界。

【语译】

对于医者，如果不是仁爱之人，不可以将性命托付给他；如果不是耳聪目明、通达事理之人，不可以任用他；如果不是廉洁、淳朴、良善之人，不可以相信他。所以古代聘用医生，必定选任名家大族的后人，他们具有仁恕博爱的修养，才智通达，思虑周全，能知晓天地神灵的运行秩序，能明了性命吉凶的定数，处理虚实的分界，确定顺逆的节序，推求还原疾病的轻重变化，度量用药剂量的多少，认识深入，细致入微，不会疏忽细小的病情，这样的医者才能称为"良医"。

【阐释】

本段文字主要说明从医者的职业标准，而德行是根本要求，也是"良医"的评价标准。

医生的责任是重大的，病人托付给医生的，不仅仅是自己的性命安危，还包括自己的家庭幸福。大而观之，医生对于大众的健康福祉和国家社会的安定都有着重要的影响力。医生的责任不可谓不重，因而需要具备高尚的医德才能担当。这里指出医生需要具备三种德行：对病人的仁爱之心、对病情的洞察智慧、洁身自好的方正与淳朴，具备这些德行的医生才值得病人信任和托付。此文还指出，古代选用医生，必定考察其家世。之所以这么说，是因为古人认为名家大族掌握教育资源，对家族子弟有着严格的教育，有着良好的家风传承，这样的医生在品德和才智上才可能有较高的修养和积累。今天的教育已经高度发达，医生也应严格对自我的要求，在德与才两方面不断提升进步。

12. 凡为医者，须略通古今，粗守仁义

【原文】

凡为医者，须略通古今，粗守仁义，绝[1]驰骛[2]能所[3]之心，专[4]博施[5]救拔[6]之意。如此则心识[7]自明，神物[8]来相，又何必戚戚[9]沽名，龊龊[10]求利也。

【简介】

选自《证类本草》卷一《序例中》。《证类本草》是《经史证类备急本草》的简称，唐慎微撰。唐慎微（约1056—1093），是北宋著名药学家，出身于中医世家，不愿为官，坚持在民间行医，医德高尚。此书"以《嘉祐补注神农本草》为基础，总结了北宋以前的药物学成就"，在宋代备受重视，宋徽宗、宋高宗年间均有增订。

【注解】

[1]绝：杜绝，断绝。

[2]驰骛（wù）：奔走趋赴。

[3]能所：佛教语，即"能知"和"所知"，犹言主客观。此处似指代追求名和利。

[4]专：专心。

[5]博施：普遍施与。

[6]救拔：拯救，解救。

[7]心识：心志，心智。

［8］神物：神灵怪异之物，指神奇的人或物。也指神仙。

［9］戚戚：急促的样子。

［10］龊龊（chuò chuò）：急迫的样子。

【语译】

凡是当医生的人，必须大略地通达古今的历史经验，基本遵从仁义的道德规范。断绝追逐名利的功利心，专心于广泛施加救治，帮助病人脱离苦难。只有这样，才能澄明自己的心志，无往不胜，如有神灵相助。医者又何必急切地追逐名和利呢？

【阐释】

这段文字强调了医家的德行修养要恪守仁义之心。

这里的"略"与"粗"是相对于专门研究"古今""仁义"的历史学家和道德家而言的。事实上医家对于历史经验、仁义道德应当有着相当的掌握与坚持。在这样的基础上，医家才能有意识地平息断绝追逐名利的功利心，专心致志地治病救人。这其实也是一种在医疗实践中不断澄明心性的自我修养。中国古代的心性之学，融合了儒、释、道的心性思想，认为人的内心本来就是善良的，人的心识本来就是清明的，通过修养心性，回复到本来善良觉知的心识，如此则能感通天地精气，产生如有神助的治疗效果。

13. 医，仁术也。仁人君子，必笃于情

【原文】

医，仁术[1]也。仁人君子，必笃[2]于情[3]。笃于情，则视人犹己，问其所苦，自无不到之处。古人闭户塞牖，系之病者，数问其情，以从其意，诚以得其欢心。则问者不觉烦，病者不觉厌，庶可详求本末，而治无误也。

【简介】

选自喻昌《医门法律·明问病之法》。喻昌（1585—1664），字嘉言，号西昌老人，是明清之际的著名医学家。《医门法律》是喻昌所撰的综合性医书。《中医大辞典》称该书"结合临床病症，正面阐述辨证论治的法则（即所谓'法'），并明确指出一般医生在辨证治疗上易犯之错误，提示禁例（即所谓'律'），故以'法律'命名"。

【注解】

[1]仁术：仁义之术。仁是中国古代道德思想的核心范畴，本义是人与人作为同类相处的原则和理想。仁统摄了孝、悌、忠、信、义等德目。

[2]笃：专注、忠诚的意思。

[3]情：情志的意思。此处体现出情感与病情的交织。

【语译】

医学是仁爱之术。医家作为仁人君子，必当专注于人情。专注于人情，感同身受，则对待病人如同对待自己一般。以此为前提，询问病人的病苦，自然不会有疏漏

之处。古人问诊，关闭门窗创造安静环境，心系病人，详细询问病情，顺从病人的心意，以真诚博取病人的欢心。如此，则问诊者和病人都不会觉得厌烦，从而能够详细地了解病情的本末，令医治不会出现错误。

【阐释】

这段文字说明医乃仁术，而将仁爱之心落到实处的关键，在于重视人情，如此才能推己及人。

人是具有情感的，患病之人的病情与情绪交织起来，尤其复杂和敏感。喻昌认为，医者问诊时应当重视病人之情。医者与患者都是人，换位思考，感同身受，才能真切体会患者的病苦与焦虑。问诊既是对病人病情的获取，也是对病人心结的开解。《灵枢·师传》说"人之情，莫不恶死而喜生"，人之常情就是这样，所以医者要因循人之常情，既要如实告知病人的病情，也要给予信心和希望，引导病人配合，开解病人的苦恼。但是，医者也要注意不能曲意迎合病人的情绪，问非所问，更不能被病人或者陪同亲友干扰误导。所以医者应当注意"明以律己，诚以动人"，严守原则，以真诚打动病人，如此才能够与病人一起力挽狂澜，战胜病魔。

14. 仁即天之理、生之原，通物我于无间也

【原文】

医何以仁术称？仁即天之理[1]、生之原，通物我于无间也。医以活人为心，视人之病，犹己之病。凡有求治，当不啻[2]救焚拯溺[3]，风雨寒暑勿避，远近晨夜勿拘，贵贱贫富、好恶亲疏勿问。即其病不可治，亦须竭心力，以图万一之可生。是则此心便可彻天地，统万物，大公无我而几于圣[4]矣。不如是，安得谓之医而以仁术称？

【简介】

选自裴一中《裴子言医》卷一。裴一中（生卒年不详），字兆期，号复庵，浙江海宁人，明清之际的医学家。《裴子言医》是一部医话，他有感于当时"唯是医教衰，而医日流于弊"而撰就此书，将他的医学心得以随笔的形式记录下来。

【注解】

[1] 天之理：即"天理"，宋明理学认为，天理是宇宙间的普遍法则，同时也是人的伦理原则的依据。

[2] 不啻（chì）：不只是，无异于。

[3] 救焚拯溺：出自《论衡·自纪》，意思是救人于水火之中，形容紧急救助陷于困境中的人。

[4] 圣：儒家所推崇的最高道德境界与理想人格。

【语译】

医学为什么被称为仁术？仁就是天理，就是众生的本原。仁是能够感通物我、使天地万物融为一体的德性。医者以救人活命为心愿，看待病人的病情如同自己罹患一般。凡是有病人求治，应当努力救治，无异于拯救他们于水火之中。不要回避风雨寒暑，不要顾虑远近晨夜，不要在意贵贱贫富、情感喜恶、关系亲疏，都应当尽力施救。即使病人的病情已经严重到不可挽回，也要竭尽心力地救治，以求万分之一的生存机会。医家这样做，其心便能够通彻天地、统摄万物，达到大公无私的圣贤境界。医家如果不这么做的话，怎么能把医学称为仁术呢？

【阐释】

"仁"是儒家宗师孔子所推崇的价值观念，"医乃仁术"说明了中医践行着中华传统美德的根本精神。

据学者统计，《论语》记载孔子提到"仁"达110次之多。仁者人也，"仁"是人性关怀的体现，是人与人之间相惜、相敬、相爱，并由对人之博爱延伸到对万物苍生的博爱。仁者爱人，"仁"是植根于中华文化的人道主义精神，以救死扶伤为务的医药行业与"仁"有着天然的契合，"医乃仁术"的观念为医家所广泛认同。人兼有自然属性和社会属性，医家既关注天道自然，也关注社会人伦，医家对于"仁"的理解更接近天理与生命的本原，能够沟通物我，从而达到天人合一的境界。从"仁"的角度出发，医家能够换位思考，把病人的他者之病，视为自己的切身之病，从而全身心地开展施救，不计辛劳危险，不计贫富亲疏，尽一切应尽之人力。在古人看来，这是统彻天地万物、大公无私的圣人境界。

15. 医本仁术也。见人疾苦，则起悲悯

【原文】

医本仁术也。见人疾苦，则起悲悯。伊[1]之属望既殷，非我救之而谁哉？臣柴董先生，恒[2]谓余曰：凡疗疾，药救固迟，丹[3]救亦缓，惟心救最灵。要非药与丹之缓也，苟中心不切，则视之易忽，而审之不精，安能得病之本末，握而擒之，使必从我算而无遁情[4]？惟心之既挚，则危亡之际，痛痒攸关。彼父母妻子所不及忧者，而我代忧之。彼患人所不及计者，而我代计之。甚至睡思梦觉，莫非设身伊地。或垂亡而拯之，或虑变而防之。谋深思远，视一病而又虞[5]一病之起，奏一效而更觉效之难凭。攻之时即为守地，守之时复为攻谋。一片婆心，无少宁息。天地可鉴，鬼神可通，而灵明生焉。

【简介】

选自怀远《古今医彻》卷四《医箴·心术》。

【注解】

[1] 伊：此处是第三人称代词。他（或她）、他们（或她们）。

[2] 恒：总是、经常的意思。

[3] 丹：即金丹，古人想象中能够包治百病、令人成仙的丹药。

[4] 遁情：隐情。

[5] 虞：预料的意思。

【语译】

医学本来是仁爱之术，见到人们遭受疾病痛苦，应该产生同情怜悯之心。患者对医生抱有殷切期待，如果医生不去救他们，患者还能指望谁呢？董臣裴先生总是对我说：凡是治疗疾病，用药物去救治固然收效迟缓，用丹药去救治也收效缓慢，只有用心来救治最为灵验。其实不是说药物与金丹的药效迟缓，而是说如果医者内心并不关切病人，那么诊视之时就容易有所疏忽，在审查病情时也不会用心专一。这样怎么能够查得病情的本末终始，掌握其中的关键要害，把握病情的发展变化而无遗漏呢？只有用心真诚，才能在病人危亡之际感同身受。患者家属没有担忧到的地方，医生应当代为担忧。患者没有考虑到的地方，医生应该代为考虑到。甚至于医生在睡梦之中，仍然设身处地为病人着想。有时是病人生命垂危而将其拯救，有时是考虑病情变化而及早预防。医生需要深谋远虑，诊视一种病情就要预料到另一种疾病的发生，治疗见效更要察觉到尚未见效之处。进攻的同时做好防守，防守之时又为进攻做好谋划。医生的仁爱之心，没有稍稍安宁休息的时候。如此，医生的内心光明磊落，可以被天地所照鉴，如同与鬼神相通般神奇，纯洁的思想境界就从心中发生起来。

【阐释】

本段文字主要强调"医者仁心"，为医者，心灵美最为关键，如此才能全心全意为病人的健康服务，在治病救人过程中无微不至，真正体现高尚的情操。

"心"是中国哲学思想的核心概念，古人认为，美德发端于人的良心，同时认为，精气汇聚于人的清净之心。中国古代的品行修养重视心，强调要"入心"，要端正心术，发挥出"心"的关键作用。以今天的观念来看，"心"就是意识，发挥着强大的主观能动性。医者意也，医学是需要医家运乎一心的学问，施用药物而取效，其前提都是医者的匠心独运。因而医者首先需要对病人用心真挚，在诊疗之时才会认真仔细，精益求精。医者对病人还需要耐心细致，如此才能高度重视病人的安危，设身处地、换位思考，并运用自己的专业知识技能为其深谋远虑。因此医者之心，是对病人无微不至的"一片婆心"，是如同慈母般的呵护与大爱之心。

16. 为儒者不可不兼夫医

【原文】

医为儒者之一事，不知何代而两途之。父母至亲者有疾而委之他人，俾[1]他人之无亲者反操父母之死生。一有误谬，则终身不复。平日以仁推于人者，独不能以仁推于父母乎？故于仁缺。朋友以义合，故赴其难，难虽水火兵革[2]弗顾。故周其急，急虽金玉粟帛弗吝，或疾则曰素不审。他者曰甲审，遂求甲者；渠[3]曰乙审，又更乙者，纷纷错扰，竟不能辨。此徒能周赴[4]于疮痍[5]，而不能携友于死生也，故于义缺。己身以爱为主，饮食滋味必欲美也，衣服玩好必欲佳也，嗣上续下不敢轻也。疾至而不识，任之妇人女子也，任之宗戚朋友也，任之狂巫瞽卜[6]也，至危犹不能辨药误病笃也，故于知缺。夫五常之中，三缺而不备，故为儒者不可不兼夫医也，故曰：医为儒者之一事。

【简介】

选自《古今医统大全》卷三《医儒一事》。《古今医统大全》是明代医学家徐春甫（1520—1596）辑撰的综合性医书，共一百卷，内容丰富。此节系徐春甫选录元明之际医学家倪维德（1303—1377）《原机启微》的自序。

【注解】

[1] 俾（bǐ）：动词，使的意思。

[2] 水火兵革：水灾、火灾和战争灾害。兵革，兵器和甲胄，这里指代战争。

[3] 渠：第三人称的代词，指"他"。

［4］周赴：周济急困，共赴患难。

［5］疮痍：遭受灾难后的景象。

［6］狂巫瞽（gǔ）卜：从事巫师行业的人往往癫狂者较多，从事占卜行业的人往往眼盲者较多。瞽，眼瞎。

【语译】

医事本为儒者的职责之一，不知从什么时代开始成为两条道路。父母至亲有了疾病，却把他们托付给他人救治，他人没有什么亲缘关系却反而操持着我们父母的生死，治疗一旦有误就终身无法挽回。儒者平日里主张将仁爱推及他人，为什么独独不能将仁爱推及自己父母身上呢？所以在仁的方面有了缺失。朋友之间以道义聚合，所以在朋友危难之时，即使遭遇水火和战争也不会回头。故而朋友面临困境时，即使需要接济金玉粟帛也不会吝惜。但是当朋友遭遇疾病，则说自己素来不懂医术。有人说某甲懂医术，则去求某甲，又有人说某乙懂医术，则又去求某乙，众说纷纭，难以判断，最终竟不能辨别病证。这样只能周济当时的急困和灾难，而不能帮助朋友脱离生命危险，所以在义的方面有了缺失。对自己的身体过于偏爱，饮食务必追求可口美味，衣服器玩务必需求漂亮美观，传宗接代也不敢有所轻忽。但是疾病来了却不懂医术，把性命交付给家眷和宗亲朋友，交给巫师和占卜者，到了危难之时，仍然不能辨别用药，耽误了病情使之加重，所以在智的方面也有缺失。五常之中，缺失了三常，所以儒者不能不兼学医道。所以说，医为儒者所掌握的一项事务。

【阐释】

这段文字指出了医与儒的紧密联系，也揭示出医学实践是帮助人们成就中华传统美德的重要途径。

"仁义礼智信"是中国古代道德观念的核心，也就是"五常"，是儒者所应持守的圭臬。倪维德指出，儒者如果不兼学医，在仁、义、智三常上存在缺失，是不能真正实现全部五常的。原因就在于，不通医则不能治疗父母至亲的疾病，就不能恪守孝道，而孝道是仁之根本，故而于仁有缺失；朋友以义而聚合，不通医学，也不能救治朋友的疾病，因而于义上有缺；不能救治自己的疾病，将自己的性命委托于他人乃至巫卜之人，即使最后有所觉悟也悔之晚矣，这是智上有缺失的表现。医者尽心尽力救助病人，对于维护仁义之道，提高人们的智见有着重要的作用。只有医学才能真正成就儒者个人修身、齐家、治国、平天下的理想，因而倪维德主张儒者要兼通医学。宋代以来的儒医传统，令人深刻地意识到了医学不仅仅局限于治病救人，而有着更加广大的社会意义，有利于提升社会道德水平，淳化社会风气。

17. 人有恒心，践履端谨，始可与言医道矣

【原文】

人有恒心，践履^[1]端谨，始可与言医道矣。凡有请召，不以昼夜寒暑、远近亲疏、富贵贫贱，闻命即赴，视彼之疾，举切吾身。药必用真，财无过望。推诚拯救，勿惮^[2]其劳。

【简介】

选自曾世荣《活幼心书》卷上《决证诗赋》。曾世荣（1252—1332），字德显，号育溪，湖南衡阳人，元代医学家，以幼科闻名，著有《活幼心书》。

【注解】

[1] 践履：本义为踩、踏，引申为实践、履行之义。

[2] 惮（dàn）：害怕的意思。

【语译】

一个人有了恒心，所作所为端正谨慎，才可以和他讨论医学的大道理。医者遇到病人的求助，不可因为昼夜早晚、天气寒暑、路途远近、关系亲疏、财富地位的富贵贫贱而有所区别对待。应当立即奔赴救治，对待病人的病情如同自己的切身之痛一般。用药必定选用真材实料，对于诊金药资的收取也不要抱有奢望。医者应当保持一颗平常心，竭诚拯救每一位病人，不要害怕辛劳。

【阐释】

恒心是持久不变的意志，而恒德则是持之以恒的德性，义理相通。恒德为中国传统美德之一，也是医家所推崇的德目。

《周易》六十四卦中有"恒"卦，专门讲述恒久不已的德性。孔子曾经引用古语，"南人有言曰：人而无恒，不可以作巫医"。可见在医学诞生之初，恒德已经作为一种医家必备的德性而被古人所强调。宋代林逋《省心录》也提出"无恒德者，不可以作医"。医者是为千千万万人服务的，医家的美德不是一种短暂的、面向个别人的呈现，而是需要坚持不懈、久久为功的，是需要普遍地惠及大众、对人们一视同仁的。因此，恒德是医家种种美德的基础。古人认为，"积善之家必有余庆"，医家持守恒德，自然能够吉人天相。在今天，为人民健康服务尤其需要医者恪守恒德，保持恒心，持之以恒。

18. 若依十全三德，此乃真医道之人也

【原文】

医要十全：一要识字，二晓阴阳，三通运气，四辨浮沉，五知反恶，六会针灸，七尝药性，八观虚实，九要礼貌，十要人和，此乃十全也。何为三德？一德者，深明仁义，博览经书，通三教[1]之幽微，知性命之理趣，仁在昆虫[2]之外，智超众人之前，此为一德也；二德者，情性敦厚，道艺深沉，正直处德，心善无毒，艳色红妆见如不睹，笙箫嘹亮听若不闻，锦绣罗绮观如流水，满堂金玉视若浮云，千钟之禄不可费其志，万钟之贵不可损其心，不可为其财而损其德，不可为其利而损其仁，此乃二德也；三德者，痴聋暗哑不可以欺瞒，英雄豪杰不可以趋奉，富贵之家不可以犀象脑子[3]以为丸，贫贱之家不可以麻渣曲末[4]以为散，高低无二药，贫富一般医。上不欺乎天，下不欺乎地，中不欺乎人。依方修合，积德救人。若依十全三德，此乃真医道之人也。

【简介】

选自寇平《全幼心鉴》卷一《医守十全三德》。

【注解】

[1] 三教：指儒、释、道三种思想教化。

[2] 昆虫：古代对动物的总称。

[3] 犀象脑子：犀角、象牙、龙脑等名贵药材。

[4] 麻渣曲末：胡麻的渣滓、神曲的碎末，指低档劣质药材。

【语译】

医生要做到十全：一要识字有文化；二要知晓阴阳变化的规律；三要通达五运六气；四要能辨别脉象浮沉；五要知晓药物的相反相恶；六要会针灸；七要遍尝药物知晓药性；八要观察分辨虚实；九要注意礼仪容貌；十要注意维持好人与人的和谐关系。这就是十全。

什么是三德？第一德，要深入理解掌握仁义等德行观念，博览儒家经典，深通儒释道三家教化之幽微，知晓生命的道理旨趣，仁爱之心推及禽虫鸟兽在内的一切众生，智慧之识超越在众人之上。第二德，保持敦厚的性情，培育深厚的技艺学养，以正直为德性，心地善良而不存邪念，不被美色所诱惑，不为声乐所吸引，视绫罗绸缎、黄金美玉如浮云流水，不为功名利禄而改变心志，不为谋取钱财而损害德行，不为利益而损害仁心。第三德，医家不因病人的愚痴聋哑而对他们进行欺骗和隐瞒，也不因病人是英雄豪杰就趋炎附势、大加奉承。为富贵之家诊治不能尽用犀角、象牙、龙脑之类的名贵药材为丸，为贫家诊治也不能只用麻渣、曲末之类的低档劣质药材为散。无论贫富贵贱，都应该用一样的标准来对待。这样才能上不欺骗天，下不欺骗地，中不欺骗人。辨证论治，根据合适的药方修合药物加以施治，才能真正地救人性命，积累德行。如果能够遵循这"十全三德"，就是真正的医道中人。

【阐释】

这段文字列出了医家所应具备的十种素质、三种德行，即"十全三德"，对于今天医者的医术医德修养仍有着积极意义。

"十全"对医者的文化素质、医学业务素质和人际交往素质提出了要求。医者需要具有文化素质，才能由"术"的层面提升到"学"的层面。医学不仅仅是治病的学问，也是人与人相处的学问，所面向和救助的是人，因而需要待人以礼，保持人和。"三德"凝练了医家应遵守的三种基本德行。第一德是仁义之德，需要用仁义感通天地，包覆众生，也需要博学深思来加深对仁义的认知和明彻。第二德是坚贞之德，医家应当坚持职业操守，敦厚深沉，不因诱惑而失德。第三德是平等之德，只有对病人一视同仁，才能上不欺天，下不欺地，中不欺人。医家要根据"十全三德"来进行自我修养，才是真正的医道中人。

19. 敦孝弟，重伦理

【原文】

道高天下，守之以谦。智绝人群，处之以晦。敦孝弟[1]，重伦理，而于礼、义、廉、耻四字[2]，则秉之如蓍龟[3]，遵之如柱石。久而勿失，自然起敬起信，而医道易行也。

【简介】

选自潘楫增注《医灯续焰》卷二十《医范·袁氏医家十事》。

【注解】

[1]敦孝弟：即崇尚孝悌的意思。敦，重视、注重之义。孝弟，即"孝悌"，孝即孝敬父母长辈，悌即敬爱兄长。

[2]礼、义、廉、耻四字：即"四维"，治理国家的四条纲领，典出《管子·牧民》："何谓四维？一曰礼，二曰义，三曰廉，四曰耻。"

[3]蓍（shī）龟：古代的占卜方式。古代科学不发达，人们对占卜奉若神明，此处引申为人们对道德观念也应敬若神明。

【语译】

大道高于天下万事万物，却以谦虚之道自守。智者的智慧冠绝人群，却以不张扬而自处。医家推崇孝敬父母、尊敬兄长的孝悌之德，重视人伦之理。而对于礼、义、廉、耻这四个字，如同古人对待蓍龟占卜一样敬若神明、认真秉持，如同依仗坚固的支柱与础石一样认真遵守，久久为功而不疏失。如此自然能够生起恭敬之心与诚信之心，而于医道也容易实行了。

【阐释】

本段文字指出了规范医家言行所应遵守的道德原则。

医家的行为举止受到价值观念的节制和支配。医德作为医家遵守的道德规范，源于中国传统的价值体系，是中华传统美德在医学领域的实践和发展。孝悌观念是中国传统文化的核心德目，所谓"孝悌也者，其为仁之本欤"(《论语》)。"孝悌"是"仁"的根本，因而也是医学这一"仁术"的价值根源。在传统思想文化中，"礼义廉耻"被认为是"国之四维"，"四维不张，国乃灭亡"(《管子》)。古人对于"孝悌"和"四维"是极其重视的，把它们看作是社会治理和国家治理的价值纲领。

医学既是一种科学，也是一种人学。"上医医国，中医医人，下医医病"，医家不仅要为病人带来健康与长寿，也要为家庭和社会带来团圆与和睦，更要为国家带来长治与久安。因而像"孝悌""四维"这样的道德观念，也是医德修养中所应重视的德目，在今天仍然有着重要的借鉴意义，是培育和践行社会主义核心价值观、发扬新时代医德精神可资利用的思想资源。

20. 非果、达、艺三者兼全，不可以从政，医者亦然

【原文】

当日孔子称仲子[1]之果，端木子[2]之达，冉子[3]之艺，盖各举其长而称之。要知果者不可不达不艺，达者不可不果不艺，艺者不可不果不达。设使果者不达不艺，岂非一卤莽之夫，何事不坏，岂能从政？设使达者不艺，虽知其事，而无以处其事，亦未见其能了事也。达者不果，徒达而已矣。艺者不果，亦犹达之不果也。艺者不达，艺于何加？余故谓非果达艺三者兼全，不可以从政，医者亦然。

【简介】

选自吴瑭《医医病书·果达艺三者缺一不可论》。

【注解】

[1] 仲子：即仲由，字子路，孔子弟子。《论语·雍也》中，孔子评价仲由的特点是“由也果”，即仲由处事果断。

[2] 端木子：即端木赐，字子贡，孔子弟子。《论语·雍也》中，孔子评价端木赐的特点是“赐也达”，即端木赐通达事理。

[3] 冉子：即冉求，字子有，又称冉有，孔子弟子。《论语·雍也》中，孔子评价冉求的特点是“求也艺”，即冉求多才多艺、技艺精湛。

【语译】

当时孔子称赞仲由的果断、端木赐的通达、冉求的多艺，是各举其长处而称赞他

们。但是我们要知道，果断之人不可不兼备通达与多艺，通达者不可不兼备果断与多艺，多艺者不可不兼备果断与通达。假使果断者没有具备通达与多艺，那岂不成为一个鲁莽之人，做什么事情不会败坏呢？又怎么能够从政呢？假使通达者不多艺，虽然知道事理，却没有办法加以处置，也见不到其解决问题的能力。假设通达者不果断，那只是徒劳的通达而已，不能有所作为。假设多艺者不果断，也如同通达者不果断一样。多艺者不通达，他的才艺又能运用到什么地方去呢？我因此说如果不是果断、通达、多艺三者兼备，就不可以从政，对医者从事医疗而言，也是如此。

【阐释】

这段文字意在说明从医者应该具备的基本品质，这也应被视为医德的范畴。

吴瑭认为，医者必须兼备果、达、艺三种医德品质，缺一不可。他的立论来自孔子对弟子们的评价。子路、子贡和冉有都是孔子的得意弟子，具备治国的才干。吴瑭认为，这三人其实是果、达、艺兼备的，但其中某一方面相对来说比较突出。子路的长处是"果"，子贡是"达"，冉有是"艺"。事实上，假如只具备其中一种品质，是不能成为从政者的。既不通达事理，又无精湛技艺，光是处事果断，那只是一介莽夫。仅仅通达了事理，却没有精湛技艺，面对问题也无法采取有效措施。能通达事理，也掌握精湛技艺，但遇事不能果断处置，最后也会错失时机，归于徒劳。同样，作为治病救人的医者，也必须兼有这三种品质。

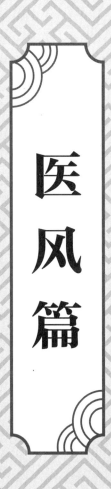

医风篇

　　在中国传统哲学中，"风"是一个人们日用而不知的特殊的哲学意象。从字面上讲，"风"有"风俗""风气""风度""风格""风范""风尚""作风"等含义。《说文解字》说："风，八风也"，是指天地之间的八方来风。风无孔不入，易在细微处发挥作用；风虽无形无相，却又在方方面面显现着存在。《说文解字》又说："风动虫生，故虫八日而化。"古人观察自然，认识到风蕴含着一种催动、化生的力量。风的意象被运用到多个层面，个人有风格和风范，行业有风俗和风气，社会有风土和风尚。这些"风"都会对人产生潜移默化的影响。

　　医风是指医务行业的风气，是行风的一种。中医的医风是由内在的职业精神和医德修养所外化而成的，表现为中医药行业的态度、氛围和行为模式。所谓"君子之德风"，应用到医界就是崇高的医德形成优良的行业风气。

　　由于医风多具群体性、持久性以及显著区别于其他行业的特征，事关大众生命与健康，因此涉及面广、影响大而深远，为人们所密切关注。

　　医风关系着职业操守、服务态度和廉洁文化，影响着整个社会风尚。优良纯洁的医风、风清气正的医疗环境，是社会风尚文明进步的重要体现。在新时代，更需要加强医风建设，以健康向上的风气引导行业、化育行业，从而在"健康中国"建设中发挥更加积极的作用。

　　本篇格言遴选的基本原则：古代医家论述从医者个人风格与作风，诸如修养积淀、习惯养成、行事风格等，古代医家论述医生群体或中医行业所表现的风俗和风气，或对医生群体提出的职业准则和行为规范等方面的格言。在以上各类之内，各自又按年代排序。

　　本篇以《备急千金要方》"大医之体"开篇，阐述大医之体统以及修养体统的方法，展示中华优秀传统思想文化对中医医风的影响和塑造，接着从医患关系、同道关系等角度，精选古代医家关于待人接物、言谈举止、做派作风的格言，并且从中医传统行为规范体系中，选择影响较大的《医家五戒》《医家十要》《祝医五则》中的名言进行介绍。

21. 欲得澄神内视，望之俨然，宽裕汪汪，不皎不昧

【原文】

夫大医之体[1]，欲得澄神内视[2]，望之俨然，宽裕汪汪，不皎不昧[3]，省病诊疾，至意深心，详察形候，纤毫勿失，处判针药，无得参差。虽曰病宜速救，要须临事不惑，唯当审谛覃思[4]，不得于性命之上，率尔[5] 自逞[6] 俊快[7]，邀射[8] 名誉，甚不仁矣。

【简介】

选自孙思邈《备急千金要方》卷一《大医精诚》。

【注解】

[1] 体：体统。

[2] 内视：即返观内照，指精神向内自我观照反省。

[3] 不皎不昧：皎，明亮，引申指态度傲慢；昧，昏暗，引申指态度卑下。

[4] 审谛覃（qín）思：详知细察，深入思考。审，详知；谛，细察；覃，深入。

[5] 率尔：轻率的样子。

[6] 自逞：自我放纵，逞能妄为。

[7] 俊快：洒脱迅捷的样子。

[8] 邀射：追求、谋取的意思。

【语译】

大医的体统，要做到澄静精神，返观内照。看上去俨然庄重，宽宏大量，不卑不亢。审察诊断疾病的时候，意有所达，心思深入；详细察看身形脉候，不能有纤毫之失；判断处理针药的施用，不能有差错。虽然说疾病需要迅速施救，但要领在于事到临头不陷入迷惑，唯有详细审察，深入思考。不能在人身性命这种重要的事情上面轻率逞能、追求名誉。那是非常不仁德的表现。

【阐释】

这段文字重在强调医生的修养作为、职业精神、行为规范和工作作风。

作为大医的外在表现应该是怎么样的？孙思邈在《大医精诚》中进行了描述。大医的精神应当是澄静的，如同老子所说的"静之徐清"；同时也应是收敛于内，乃至于返观内照的。大医的仪容是庄重而宽宏的，既不耀眼，又不暗昧。这其实是大医内含了医道仁心之后，显形于外的表现，是一种长久积累医家修养以后的厚积薄发。在诊疗上，大医也贯彻了"医者意也"，真心实意，仔细谨慎。这是因为"人命至重，有贵千金"，既要迅速，又要精准，表现出高度的责任心和专业精神。这也是"胆欲大而心欲小，智欲圆而行欲方"的表现。因此，真正的大医在治病救人时，及时而又稳健，不会轻率妄为，更不会为了沽名钓誉而逞能。这才是仁者的表现。

22. 必先正己，然后正物

【原文】

凡为医之道，必先正己[1]，然后正物[2]。正己者，谓能明理以尽术也。正物者，谓能用药以对病也。如此，然后事必济而功必著矣。若不能正己，则岂能正物？不能正物，则岂能愈疾？今冠于篇首，以劝学者。

【简介】

选自南宋儿科著作《小儿卫生总微论方·医工论》，作者已不可考。该书卷一开篇为《医工论》，论述了为医的行为规范。

【注解】

[1]正己：相当于通过"明理尽术"改造自己的主观世界，主要是改造自己的世界观、人生观和价值观。

[2]正物：运用掌握的"理"和"术"改造客观世界，主要是用药以治病。

【语译】

凡是作为医生所要遵守的原则，必定首先要端正自己，然后才能端正外物。端正自己，说的是能够明彻医理哲理从而完全掌握医术。端正外物，说的是能够运用药物治疗疾病。这样，医事才能成功，功业才能显著。如果不能端正自己，怎么能够端正外物？如果不能端正外物，又怎么能够治愈疾病？现在把这篇《医工论》置于篇首，用来劝勉学医者。

【阐释】

本段文字主要强调医者正心修身、内圣外王之重要性。只有"三观"正才能行为正，只有净化主观世界才能正确处理客观事物，具体讲就是具有仁心仁术才能无私奉献、治病救人。

"术"的本义是"邑中道也"，后引申为路径和方式。"心术"的意思可以简单地理解为"心中的道路"。对于医家而言，心术不正则必然引发一系列连锁效应，使其偏离治病救人的正道越来越远。所以《医工论》中说到为医之道，首先在于端正自己。所谓端正自己，就是"明理尽术"。这里的"理"不仅仅是"医理"，更是作为宇宙间普遍法则的"天理"。对"天理"的明了和把握，也是修养心性、端正心术的过程。只有端正了自己，才能端正外物，即对外物展开正确的驾驭和运用，通过遣方用药，治愈疾病。

23. 体天地之心为心，宗圣人之仁以仁，万物为一体也

【原文】

知人之所以为人，则知人之所以为天。知人之所以为天，则知医之所以为大矣！盖天地之大德曰生，生生而无已曰仁[1]。故曰：医，仁术也。体天地之心为心，宗圣人之仁以仁，万物为一体也。莫非仁也，莫非生也，莫非心也。而斯会又乌可已乎哉！

【简介】

选自明代徐春甫《一体堂宅仁医会录》。"宅仁医会"是我国最早的全国性医学学术团体和科学学会，大约成立于明嘉靖年间，由时任太医院吏目的徐春甫（1520—1596）发起成立。"宅仁"即宅心仁厚之义，体现了这个团体的理想与宗旨。

【注解】

[1] 生生而无已曰仁：出自《周易·系辞上》"一阴一阳之谓道……显诸仁，藏诸用……生生之谓易"，指出了易道的本质是"生生不息"。"生生不息"就是仁。无已，没有休止，即不息的意思。

【语译】

知晓人之所以为人的道理，就知晓了人之所以为天的道理。知晓了人之所以为天的道理，就知晓了医学之所以伟大的原因。天地间最盛大的德性是"生"，让生命生生不已是"仁"。所以说，医学是一种"仁术"。体察天地之心，内化为自己的心；宗

奉圣人的仁德，作为自己求仁的楷模，就能感悟到万物一体的道理。万物一体，莫不是因为生生不已的"仁"，莫不是因为天地之大德的"生"，莫不是因为有这颗天地之心。那么这个"宅仁医会"的事业又怎么会有终结呢？

【阐释】

本段文字揭示了"知人"是医生团体领悟医学作为"仁术"之所以伟大的关键。

一体堂宅仁医会的"医会条款"，包括了诚意、力学、明理、讲习、格致、辨脉、审证、处方、规鉴、存心、恒德、体仁、忘利、恤贫、自重、自得、法天、知人、医学之大、医箴、戒贪鄙、避晦疾等 22 个条目，涵盖了医风修养与医术精进的方方面面。这些条目体系严整，以"医乃仁术"为核心要义，各条加以推演阐发，形成医者"宅心仁厚"的思想体系，生动诠释了"宅仁医会"的名称含义。

中国传统文化认为，人生于天地之间，是天造地设的万物之灵。天与人是相通合一的，天地人组成了"三才"。真正知晓了人的本质，也就知晓了人身上所蕴含的天道，进而能够探究天人合一的奥秘。知晓了天人合一的奥秘，才能认识到上古圣贤参透天人规律，创立医学的伟大意义。

生命是天地盛大德性的体现，护佑生命使其生生不息则是医家的宗旨。"医乃仁术"就是要以天地之心为心，宗奉往圣前贤的仁德去博爱生命，以万物一体和谐为旨归。这样看来，"宅仁医会"所奋斗的事业，所彰显的精神，必然是代代无穷已的。

24. 以志一之，以气辅之，以理持之，以神守之

【原文】

见者诧之曰：夫夫[1]也忙甚，必名医也，医安得暇乎哉？先生曰：唯唯，否否，医而不暇，何以为医？良医病万变，药亦万变，是故以志一之，以气辅之，以理持之，以神守之，寂而通之，息而游之，此岂汲汲遑遑[2]所能治乎。夫治病犹治兵也。栾针[3]之称晋师曰：好以暇。金鼓方急，使摄饮焉，鄢陵[4]所以胜也。诸葛之羽扇，谢艾之胡床[5]，祭遵之投壶[6]，安石之赌墅[7]，皆暇也。余之治病，亦如是矣。

【简介】

选自程林《医暇卮言》尤侗序。程林（生卒年不详），字云来，安徽休宁人，明清之际的医学家。《医暇卮言》是程林所撰的一部医学杂论著作，共二卷。尤侗（1618—1704），字展成，苏州人，明清之际的著名文士。在此序中记录了程林"医当得暇"的谈话。

【注解】

[1] 夫夫：引申为这位大夫之义。典出《礼记·檀弓上》："夫夫也，为习于礼者。"郑玄注云："夫夫，犹言此丈夫也。"

[2] 汲汲遑遑：急迫匆忙的样子。

[3] 栾针：春秋时期晋国将领，作战时在国君的战车上担任武士。栾针出使楚国时，曾回应楚国令尹子重说晋国的军队临阵从容不迫。（见《左传·成公十六年》）

[4] 鄢陵：春秋时期晋楚争霸时的一次战役，晋国获得了胜利。

〔5〕谢艾之胡床：谢艾是五胡十六国时期前凉的将领，率军打败了后赵的进犯。在阵前他安坐于胡床（马扎）之上，安定了军心。

〔6〕祭遵之投壶：投壶是士大夫进行交际的礼仪和游戏。祭遵是东汉名将，相传在军旅中仍要举行投壶的游戏。

〔7〕安石之赌墅：安石即东晋宰相谢安。淝水之战时，前秦百万大军压境，谢安却前往山中别墅，与亲友下围棋，以别墅为赌注，以显示镇定。

【语译】

人们见到以后非常诧异，说："这位大夫如果非常繁忙，那他必定是一位名医。医生怎么能有闲暇呢？"程林先生说："是吗？不是。作为医者而没有学会闲暇，凭什么成为良医呢？医者面对的疾病有万千变化，所用之药也有万千变化。因此医家治疗需要专一心志，以正气为辅助，用医理把持，用精神守护，以平静的心态感通万物，在闲暇游玩中得到充分休息。怎么可能在急迫匆忙的状态下治好病人呢？治病如同治兵一样，栾针称道晋国的军队说：晋国喜欢通过闲暇让军队保持从容严整的应战状态。进军的金鼓变得急促起来，仍然让军士们饮水，以逸待劳，这是鄢陵之战能够获胜的原因。因此，诸葛亮摇羽扇，谢艾坐马扎，祭遵玩投壶的游戏，安石赌别墅，都是闲暇的表现。我治病也如同这般。"

【阐释】

这段文字意在表达为医者要具有气定神闲、从容不迫的态势，这既是一种气度和修为，也是一种工作作风。

无论是在生活中还是在工作中，让自己处在一定的安然闲适的状态，从容不迫地应对事务，是医家修养之一端。《医暇卮言》这一书名就体现了对闲暇的追求。"卮言"的说法出自《庄子》，意思是无意中流露的真理之言。程林指出，没有学会闲暇之道的医生，不能成为良医。在今天繁忙的就诊环境中，医家保持安逸闲暇的心态是很重要的。我们知道，自由是对必然规律的认识、运用和驾驭。医家的诊断治疗，是对医理也就是医学规律的运用和驾驭。闲暇为自由提供了用武之地，拥有闲暇的医者

59

能够以放松的心态从容应对医事诊疗。程林指出治病犹如带兵打仗，如果能够以逸待劳，就能极大增加胜算。反之如以疲劳之师作战，则很可能失利。因而程林提出了保持闲暇的一系列功夫，从志、气、理、神、寂、息等方面让医者气定神闲，从容应对。从这里我们也可以看到，保持闲暇并不是无所事事，享受安逸，而是一种从多方面积极开展自我调整的心性功夫，让医者调整到最好的状态应对病情。

25. 医者当自念云：人身疾苦，与我无异

【原文】

医者当自念云：人身疾苦，与我无异。凡来请召，急去无迟。或止求药[1]，宜即发付。勿问贵贱，勿择贫富。

【简介】

选自潘楫增注《医灯续焰》卷二十《医范·陆宣公论》。

【注解】

[1]或止求药：指医者出行时被病人拦下求药。

【语译】

医者应当常常自念：别人身上遭受疾病苦难，和我遭受没有什么两样。凡是有病人来延请召唤，立即前去不要有所延迟。如果在路上被拦下来祈求施药，应当立即为他们开方发付。不要打听询问病人地位的贵贱，不要对病人的贫富挑挑拣拣。

【阐释】

本段文字从一个侧面强调医生的职业态度和行为规范，这也是养成良好医风的体现。

换位思考，感同身受，是医者面对病人时所应持有的一种态度。医学既是一种科学，也是一种人学，是一种人帮助人解决病痛和困难的学问和技术。救死扶伤的对象

是病人，从普遍性上来说救助的是人。医者也是人，从同类的角度上，救病人也是在救自己的同类。古人认为，"仁"为二人之义，人如己，己如人，也就是在人与人的相处中要有人情味，要执行人道主义，要有人文关怀。如果医者计较于利益得失而戕害了这种人与人之间的关怀之心，既是对医道宗旨的违背，也是对生生不息的天理的违反，是医者必须引为鉴戒的。在今天，医者也是广大人民群众的一分子，在"人民至上""生命至上"的精神指引下，将"人身疾苦，与我无异"的理念作为自省的格言，尤其具有时代意义。

26. 治病忘其功，不报而功大

【原文】

病瘥忘报，俗子负心。病瘥索报，亦医生惭德^[1]。盖治病有其功^[2]，已报而功小；治病忘其功，不报而功大。要当存一救人实意，不当惟利是图。勿以病家富，遂生觊觎心；勿以病家贫，因有懒散志。或养痈贻患，或恐吓取钱，皆入恶道。铎劝行医幸毋索报。

【简介】

选自陈士铎《本草新编·劝医六则》。陈士铎（约 1627—1707），字敬之，号远公，别号朱华子，又号莲公，自号大雅堂主人，浙江绍兴人，明清之际著名医学家。《本草新编》主要内容是陈士铎对本草药物的心得体会，以问答体的形式呈现。《劝医六则》是陈士铎对世人敬医、学医的六条忠告。

【注解】

[1] 惭德：因言行失当而觉得有愧于心。

[2] 功：即功德，古代劝善书中主张的做好事的评价与效果。

【语译】

病人疾病痊愈，却忘记给医生报酬，这固然是俗人辜负本心的行为。但是，如果病人疾病痊愈后，医生主动去索取报酬，这也是有愧于医家德行操守的。治病就能产生功德，但如果已经被病人给予报酬，那么这种功德是小的；如果医生治好了病人的疾病，却把报酬这个事情忘记掉了，没有收取报酬，那产生的功德就很大。关键在于医生要心存救人的真心实意，而不应当唯利是图。不要因为病家家境富裕，就产生对其财产的觊觎之心；不要因为病家家境贫困，在诊疗上就产生懒散的心态。有的医生故意放任病人的病情发展而产生祸害，有的医生用恐吓病人的方式诈取钱财，这些行为都堕入了恶道。士铎因此劝诫行医时不要主动索取报酬。

【阐释】

不向患者过分索取报酬，是正确处理医患关系的一项准则，也是端正医风的一条要求。

积德行善是中国人的传统观念和生活准则。《周易·文言》有云："积善之家，必有余庆；积不善之家，必有余殃。"古人认为，善行能够带来福报，故而重视善行的积累；反之恶行会带来恶报，故而警惕恶行，不以恶小而为之。

陈士铎认为，医者治愈了疾病，肯定是会有回报的，而且他认为这种回报体现为"阴功"的积累。龚廷贤也说："慎勿论贫富。均是活人，是亦阴功也。"（《万病回春·云林暇笔》）。在《医灯续焰》的《医范》篇中，就引用明清时期民间流行的劝善书《太微仙君功过格》，指出"以符法针药救重疾"，会积累"功德"，但"如受病家贿赂，则无功"。因而陈士铎主张不要特意向病人索要报酬，更不要以报酬为治病救人的主要目的，以致落入恶道。

27. 人有富贵贫贱，病无彼此亲疏，医当一例诊之

【原文】

人有富贵贫贱，病无彼此亲疏，医当一例[1]诊之，不失心存普济。尝见重富贵而畏葸[2]者，补恐不宜，攻防太峻，药失用当之机，致成败症。又轻贫贱而骄傲者，朝来厌早，暮请嫌迟，懒应无钱之召，无意救人。斯二者岂独交相有失，其如方寸[3]云何？佛经曰：一切世界俱为平等。可为医家作如是观。

【简介】

选自徐延祚《医粹精言》卷二《医药箴言》。徐延祚（生卒年不详），字龄臣，辽宁锦州人，清代医学家，约出生于道光年间，曾供职太医院。《医粹精言》是徐延祚所著的一部医话著作，共四卷。

【注解】

[1] 一例：即一律，按照一种标准公平对待。

[2] 畏葸（xǐ）：畏惧，胆怯。

[3] 方寸：指人的良心。

【语译】

人虽然有富贵贫贱的不同，但人所患的疾病却没有彼此亲疏的区分。医者应当按照一致的标准加以诊断治疗，不失普遍救济之心。曾经见过有的医者过于看重患者的富贵身份，治疗时胆怯犹豫，想用补法怕不适宜，想用攻防之法又怕太过峻猛，用药

失去了适当的时机，导致病情不可挽回。还有的医者轻视地位贫贱的病人，在病人面前骄横傲慢，病人早上来求诊嫌弃他们来得太早，晚上来求诊又嫌弃他们来得太晚，懒得回应那些没有诊金的请召，无意于治病救人。这两种情况难道仅仅是在两个方面的交相失误而已吗？有没有心灵层面的共同根源呢？佛经中说：一切世界（众生）都是平等的。这句话可以作为医家的借鉴，医家应当抱这样的看法。

【阐释】

本段文字重在针砭医生当中存在的一些不良习气，警醒医界同仁自律。

医家应当坚持平等的态度，不因患者富贵贫贱的差异而区别对待。孙思邈《大医精诚》中说："若有疾厄来求救者，不得问其贵贱贫富，长幼妍媸，怨亲善友，华夷愚智，普同一等，皆如至亲之想。"疾病是人类的公敌，并不因人们富贵贫贱的社会身份而对病人有所选择。医家肩负救死扶伤的使命，与病魔相抗争，也应当秉持平等观念，对前来求助的病人要一视同仁，当作自己的至亲一般尽心救治。但是，医者生活在现实社会中，不可避免地会受到社会习气的影响。徐延祚批评了他所见闻的一些嫌贫爱富、乃至进退失据的不良风气。有些医者面对家世富贵的患者过于持重以致畏缩不前，运用补法唯恐用药不适宜，运用攻法又顾忌用药太峻猛，结果处方用药失去了恰当的时机，反而导致病情不可收拾。而他们面对贫贱的患者时又心生傲慢，高高在上，更不愿为无法支付诊金的贫苦患者出诊。徐延祚认为，持有这两种截然相反的态度，是对不起天地良心的。

28. 医者之言，尤当慎者

【原文】

仲尼大圣屡以慎言为训，而医者之言，尤当慎者。不可夸己之长，不可谈人之短，不可浮诞[1]而骇惑病人，不可轻躁[2]而诋诽同类。病情之来历，用药之权衡，皆当据实晓告，使之安心调理。不可诬轻为重，不可诳重为轻。即有不讳[3]，亦须委曲明谕。病未剧，则宽以慰之，使安心调理；病既剧，则示以全归[4]之道，使心意泰然。宁默毋哗，宁慎毋躁。

【简介】

选自潘楫增注《医灯续焰》卷二十《医范·袁氏医家十事》。

【注解】

[1] 浮诞：轻浮荒诞的意思。

[2] 轻躁：轻率急躁的意思。

[3] 不讳：不可隐讳的严重情况，也是死亡的委婉说法。

[4] 全归：保全回归的意思。

【语译】

孔子等大圣人屡屡以谨慎言语为训示。医者的言语，是尤其需要谨慎斟酌的。医者不可夸耀自己的长处，不可谈论别人的短处，不可用浮夸怪诞的言语令病人惊骇困惑，不可用轻率浮躁的言语去诋毁诽谤医界同行。病人病情的来历，医者遣方用药的权衡斟酌，都应当根据实际情况明白告知，使病人能够安心调理。不可把轻病诬称为重病，也不可把重病诳称为轻病。即便有不能隐讳的严重情况，也要运用委婉的方式明确告知。病人的病情还未严重，就用宽和的言语安慰之，使其能够安心调理。如果病人的病情已经加剧，就把保全生命回归健康的原则方法展示给他，让他的心意能够处之泰然。医者宁可缄默，不要喧哗；宁可慎重，不要轻躁。

【阐释】

这段文字意在说明医患沟通中的语言艺术，这也是医生行为规范之一，涉及医生的职业养成和工作作风。

这段格言选自《袁氏医家十事》第八条《医之言》，指出了医者"宁默毋哗，宁慎毋躁"说话原则。言语是信息传递和交流的方式，中国传统文化对言语极为重视，特别强调言语要谨慎。例如南容是孔子的弟子，孔子听到他接连三遍诵读强调慎言的《白圭》之诗，就觉得这是个可靠之人，便把自己的侄女嫁给了他。医者是生命健康领域的专业人士，医者的言语会被病人和家属当作专业的判断和评价，产生一连串的连锁效应，因而医者尤其需要慎于言语。《医之言》从日常生活、同行交际、诊疗过程等方面提出了谨慎出言的要领。特别是在医患关系的处理中，医者除了秉持医者仁心，以诚相待，还要注意语言的艺术。

29. 不欺则良知日益发扬，而医道愈昌

【原文】

曰：不欺而已矣。读《入门》书，而不从头至尾灵精熟得一方一论，而便谓能医者，欺也；熟读而不思悟融会贯通者，欺也；悟后而不早起静坐调息[1]，以为诊视之地者，欺也；诊脉而不以实告者，欺也；论方用药，潦草[2]而不精详者，欺也；病愈后而希望贪求，不脱市井风味者，欺也；屡用屡验，而心有所得，不纂集以补报天地、公于人人者，亦欺也。欺则良知[3]日以蔽塞，而医道终失；不欺则良知日益发扬，而医道愈昌。

【简介】

选自李梴《医学入门·习医规格》。李梴（生卒年不详），字健斋，江西南丰人，明代医学家，约生活于嘉靖至万历年间。《医学入门》系李梴在晚年时为初学医者撰写的入门读物，具有一定影响。

【注解】

[1] 静坐调息：儒、释、道都有静坐调息以达到致虚守静、修养心性的功夫。

[2] 潦草：草率、凌乱的意思。

[3] 良知：儒家认为，人的本性是善的，天然地具有良知。但是日常生活的熏习，会令良知被蔽塞，因而需要"格物致知""致良知"。

【语译】

（李梴）说：不欺而已。读《医学入门》这部书，不从头到尾，精熟地掌握其中的每一个医方、医论，便说自己能行医的，是欺骗；虽然熟读医书但不思考领悟以融会贯通的，是欺骗；有所领悟后，不早起静坐调整呼吸，不能达到致虚守静境界者，是欺骗；为病人诊脉而不以实情相告，是欺骗；论方用药，潦草应对而不精察详审，是欺骗；治愈病人后还对钱财有所希望贪求，不脱离市井风气，是欺骗；医方屡用屡验，心有所得，而不编纂结集为医书，以补全回报天地好生之德，公之于大众，也是欺骗。医者有了欺骗之心，自己的良知就会逐渐蔽塞，终究会迷失医道。不欺骗，则自己的良知日益发扬，医道也会愈来愈昌明。

【阐释】

这段文字说明不欺骗是医家作为专业人士所应遵守的行为准则，也是学医者所应遵守的基本规矩。

《医学入门》一书中，弟子卢子向李梴请教能否以一言概括学医的规矩，李梴即以不欺应之。李梴所说的不欺，可以归纳为两个方面：不自欺，不欺人。不自欺，是就学医而言，不熟读医书，不融会贯通，就是对自己的欺骗。诊疗中不以实情告知病人，不认真论方用药，贪图为医之利，就是对病人的欺骗。此外，李梴认为，医家不把有验之方公之于众，也是一种欺骗。李梴指出欺与不欺体现了对待良知的态度。只有不欺，才能发扬良知，而欺骗行径只会将自己的良知日益蔽塞，最终迷失医道。

30. 夫不失人情，医家所甚亟

【原文】

尝读《内经》至《方盛衰论》，而殿[1]之曰"不失人情"，未尝不瞿然[2]起，喟然[3]叹轩岐之入人深也！夫不失人情，医家所甚亟，然甚矣[4]乎难之矣。大约人情之类有三：一曰病人之情，二曰傍人之情，三曰医人之情。

……

所谓医人之情者，或巧语诳人，或甘言悦听，或强辨相欺，或危言相恐，此便佞[5]之流也。或结纳亲知，或修好童仆，或营求上荐，或不邀自赴，此阿谄之流也。有腹无藏墨，诡言神授，目不识丁，假托秘传，此欺诈之流也。有望、闻、问、切，漫不关心，枳、朴、归、芩，到手便撮，妄谓人愚我明，人生我熟，此孟浪之流也。有嫉妒性成，排挤为事，阳若同心，阴为浸润[6]，是非颠倒，朱紫[7]混淆，此谗妒之流也。有贪得无知，轻忽人命，如病在危疑，良医难必，极其详慎，犹冀回春。若辈贪功，妄轻投剂，至于败坏，嫁谤自文[8]，此贪悻之流也。有意见各持，异同不决，曲高者和寡，道高者谤多。一齐之傅几何？众楚之咻易乱[9]。此庸浅之流也。有素所相知，苟且图功，有素不相识，偶延辨症，病家既不识医，则倏赵倏钱，医家莫肯任怨，则惟苓惟梗。或延医众多，互为观望；或利害攸系，彼此避嫌。惟求免怨，诚然得矣；坐失机宜，谁之咎乎？此由知医不真，任医不专也。

【简介】

选自李中梓《医宗必读·不失人情论》。李中梓（1588—1655），字士材，号念莪，上海松江人。曾因自己多病及其子为庸医所误，而究心医学，习成了高超的医术。《医宗必读》共十卷，是李中梓所撰颇具影响的中医入门书。

【注解】

[1] 殿：在最后。

[2] 瞿然：震惊醒悟的样子。

[3] 喟（kuì）然：叹气的样子。

[4] 戛戛（jiá jiá）：艰难费力的样子。

[5] 便佞（nìng）：花言巧语、心术不正的人。

[6] 浸润：典出《论语·颜渊》："浸润之谮。"指如水浸泡渗透般的诋毁和诽谤。

[7] 朱紫：典出《论语·阳货》："恶紫之夺朱也。"后引申为正邪、是非、善恶的混淆。

[8] 嫁谤自文：转嫁谤言，掩饰自己。

[9] 一齐之傅几何？众楚之咻（xiū）易乱：典出《孟子·滕文公下》："一齐人傅之，众楚人咻之，虽日挞而求齐也，不可得矣。"指一人施教时，众人在旁喧扰。

【语译】

我曾读《黄帝内经》到《方盛衰论》这一篇，读到结尾处"不失人情"的话语，未尝不是吃惊起来，喟然感叹黄帝、岐伯对人情世故的深入了解！不失人情，是医家亟待掌握的事情，但确实是非常困难的！人情大致可以分为三类：一是病人之情，二是旁人之情，三是医人之情。

……

所谓医人之情，有的医者以花言巧语诳骗病人，有的以甜言蜜语取悦病人，有的以强词诡辩欺骗病人，有的以危言耸听吓唬病人，这些是言不符实、心术不正之流。有的医者结交病人的亲戚故知，有的与病人的书童仆人修好，有的使劲钻营求人向上举荐，有的不等邀请自己送上门，这些是阿谀谄媚之流。有的医者肚子里没学问，却谎称得到神人传授，有的目不识丁，却假托有秘传医术，这些是欺诈成性之流。有的医者望闻问切时全不用心，枳实、厚朴、当归、黄芩等药物随手就抓，还妄称别人愚笨，自己聪明；别人生疏，自己熟谙，这些是言行轻率孟浪之流。有的医者嫉妒成性，专事于排挤他人，明面上同心同向，暗地里却不停地毁谤中伤，颠倒是非，混淆朱紫，这些是谗言妒忌之流。有的医者没有什么见识却贪得无厌，对人命轻慢忽视。如果病人的病情处于危重疑难的境地，连良医都没有治愈的把握，那就需要极其仔细谨慎地诊治，才能有一点起死回生的希望。而这些人贪图功劳，胡乱轻率地用药，以至于病情败坏，便嫁祸他人，为自己文过饰非，这些是贪婪侥幸之流。有的医者各持己见，不能决断异同，就好比曲高者和寡，医术高明的医生反而招致更多的毁谤。如同"一傅众咻"的典故所说的一般，一个齐国的师傅没教多少，全被周围楚国人的起哄扰乱了。这些就是庸俗浅薄之流。有的医者平素与病人相识，就草率敷衍地处置以图功劳。有的医者和病人平素互不了解，偶然被请去看病，病家既然不了解医生，就一会儿请姓赵的医生，一会儿又请姓钱的医生，结果哪个医生都不愿意承受病人的埋怨，就开点茯苓、桔梗之类的常用药对付过去。有的病家延请的医生很多，大家就互相观望，不伤和气。有时利害攸关，就彼此避嫌。这确实避免了相互之间的埋怨，但也因此坐失医治的机宜，这是谁的罪过呢？这些都是认知医生不够真切、任用医生不够专诚的缘故。

【阐释】

这段文字批判了不良医风的七种"医人之情"，值得今人引以为戒。

医疗活动是人与人之间的活动，反映了人与人之间的社会关系，不可避免地涉及人情世故。李中梓所论"不失人情"，指出了人情世故的复杂，强调在医疗活动中万不可忽视。李中梓认为，人情和病情是医家在医疗活动中面对的一对矛盾，迁就人情会贻误病情，只顾解决病情有时又会伤害人情，产生不可预料的后果。因而医家有时不得不迁就人情，这是非常为难的，也是不得不面对的。这说明中医早就认识到医疗活动所面对的不仅仅是疾病，还有罹患疾病的病人，以及病人的家庭和其他社会关系。李中梓对医疗活动中的人情进行了分类，"病人之情""旁人之情""医人之情"这三类人情最为重要。

"医人之情"是诊疗活动中在医者这一方的人情世故，这里不可避免地反映出了医生群体的一些实情。李中梓列举了七种不良的"医人之情",即"便佞之流""阿谄之流""欺诈之流""孟浪之流""谗妒之流""贪悖之流""庸浅之流",反映了当时不良的行业风气。医者面对熟识的病人,如果敷衍对待以求功劳,其实是利用和浪费了病人对他的信任,这也是需要时时警醒的。医家对病人如果没有担当和责任,就不敢开具有效而不寻常的方剂,或者与同行相互观望,乃至为了免生嫌隙而不愿指出同行的错误,导致病情贻误。尽管从人情上说是精明的算计,但却损害了病人的生命,也背离了医家的初心和操守。这是今天的医疗从业者需要特别注意的。

31. 医人之大病者，曲顺人情是也

【原文】

医有为病人之喜近，为旁人所称扬，为群医所款洽[1]，而实为医人之大病者，曲顺[2]人情是也。病人何尝知医，遇病辄疑是风、是火；病人安知药性，对医自谓宜散、宜清。医人欲得病人之欢心，不必果是而亦以为是，未必相宜而亦以为宜。其曲顺病人之情有然也。或旁有邻居亲友来探问者，意念非不关切，医理未必精通。然每每自负知医，往往欲出己见。但知病起何日，始于何因，便向医人拟为何症；未知病是真象，抑是假形，轻向医人增减方药。而医人遂极口赞其高明，不敢自出主意。未举方，先谦恭请教；即举方，又依命增删。其曲顺旁人之情有然也。近医以随波逐浪为良法，以同流合污为趋时。前医用药有害，亦必不议其非；数医议论未善，闻其言亦必附和为是。不求病家有实效，只顾众医无间言[3]。是以千病一方，千医一例。无论缓急，总无敢异同。其曲顺医人之情，又有然也。夫其所以曲顺病人之情，旁人之情，医人之情者，何也？盖医人意欲取赀于病人，苟拂其情[4]，则病人必谓是坚持独见，不通商量，由是推而远之，而主顾失矣；医人欲藉吹嘘于旁人，苟拂其情，则旁人皆议为偏执骄傲，不肯虚心，从兹望而却步，不复为之荐举矣；医人更欲互相标榜于医人，苟拂其情，则皆恶其攻人短，表己长，谗言布散，则声名减而财利去矣。此所以不得不曲顺人情也。然吾为医者计，果能学识高、道理明，而又认症真、用药当，实能起沉疴、救危命，何妨特立独行。每制一方，用一药，如山岳之不可动摇。依用则生，不依用则死。如或病人疑畏，亦必剖心沥血，为之晰其疑、解其惑，使病人感悟，信服立效。在病人方称感不已，旁人自叹服不遑，医人即怀嫉妒，亦无从肆其蜚斐[5]之言。将不求名而名自至，不求利而利自归。又何必委曲周旋以图主顾、希荐举、避谗谤哉！无如$^{[6]}$医人未必能具卓然之见也。惟无卓然之见，而又恐获罪于人，失利于己，所以随风倒舵，唯唯诺诺，阿谀顺从，徒效妾妇之道，使人喜其谦和，忘乎司命之责，听人受误致死也。此曲顺人情之病，所宜急医者也。

【简介】

选自吴楚《医医十病·医医曲顺人情之病》。吴楚（1635—1708），字天士，号畹庵，安徽歙县人。出身于中医世家，为名医吴正伦之玄孙，吴昆之侄孙。《医医十病》是吴楚针对当时医界十种不良风气而提出的批评和忠告。

【注解】

[1] 款洽：亲切融洽。

[2] 曲顺：扭曲自己的本心极力迎合的意思。

[3] 间言：非议的言论。

[4] 拂其情：违背人情的意思。

[5] 萋（qī）斐（fěi）：典出《诗经·小雅·巷伯》："萋兮斐兮，成是贝锦；彼谮人者，亦已大甚。""萋斐"是指纹锦上花纹错杂的样子，这里指罗织起来的诽谤之言。

[6] 无如：无可奈何。

【语译】

医者有被病人们喜欢亲近，被旁人称赞表扬，被其他医生亲切融洽地对待，而这些其实是医者的一种大毛病的体现，就是扭曲地顺从迎合他人的心情。病人何尝知晓医学呢？遇到疾病就会怀疑原因是风、是火；病人哪里知晓药性呢？面对医生自称应该用散风药、清热药。但是，医者为了得到病人的欢心，不去探究是否果真如此就认为病人是对的，不去审查用药是否真的适宜就认为病人的建议是合适的。医者扭曲地顺从病人的心情，有如此表现的。有的病人还有邻居和亲友来探视问询的，这些人的心意并非不关切病人的病情，但是对于医理却未必精通。这些人每每自负知晓医学，往往想要表达自己的见解。只知道病情在哪天发作，开始于什么诱因，就向医者拟定是什么病症。他们并不知道病情的表现是真象还是假象，就轻率地向医者提出增减方药。然而医者却极口称赞这些人高明，而不敢表达出自己的主意。还没开药方时，先向他们恭敬请教；已经开具了药方，又遵照他们的意见对药方做增删。医者扭曲地顺从旁人的心情，有如此表现的。近时的医者有将随波逐流作为诊疗之良法的，也有将与不良风气同流合污作为追赶时髦的。发现前面的医生所用之药有害于病人身体，也不敢议论其中的错误；听到其他医生的议论未必正确，对他们的言论也必然附和，认为他们是对的。不追求对病人的病情产生实际疗效，只顾医生同行们没有非议之言。所以众多的疾病用一个方剂去治疗，众多的医生使用一样的治疗套路。不管病情的缓急有无差异，总是不敢发表不同的意见。医者扭曲地顺从同行的心情，有如此表现的。

那么医者扭曲自己，去顺从病人的心情、旁人的心情、医者同行的心情，其中的原因是什么呢？原因在于医者想要从病人那里赚钱，如果拂逆了病人的心情，病人一定会认为这个医生坚持自己独特的见解，没有和人商量沟通的诚意，就会因此疏远他，医者就会失去他的主顾。医者想要借助旁人之口吹嘘自己，如果拂逆了他们的心情，旁人就会议论这位医者偏执骄傲，不肯虚心听取别人的建议，从此对这位医者望而却步，不再把他举荐给别人。医者更想在同行那里相互标榜，如果拂逆了同行的心情，同行们就会认为这位医者是在攻击他人的短处，并以此标榜自己的长处。由此同行会产生厌恶的情绪，并到处散布谗言，减损这位医者的名声和钱财利益。这就是医者不得不扭曲自己顺从别人心情的原因。

但是我为医者谋划，如果他能够真的做到学识高、道理明，而认识病症又真实准确，用药精当，确实能够让久病之人复起，拯救性命于危急的时刻，那么何妨特立独行呢？每拟定一个药方，使用一味药物，如同山岳般确定而不可动摇。病人依从他的方案就能活，不依从就会死。如果有的病人怀疑畏惧，也一定竭尽赤诚地帮他解释清楚疑惑，使病人感悟医者的苦心，笃信不疑，服药后立刻见效。病人称道，感激不已，旁人自然叹服不迭，医者同行即使心怀嫉妒，也没有什么地方可以放肆发表他们纷乱的毁谤之言。如此，医者将能不主动求名而名自至，不主动求利而利自归。那样的话，又何必扭曲自己，周旋其间，意图求病人做自己的主顾，希冀旁人荐举自己，避免同行的谗言诽谤呢。无可奈何的是，医者未必能有如此卓然的见地。正是因为没有卓然的见地，又怕得罪别人，导致自己的利益损失，才会见风使舵，唯唯诺诺，阿谀顺从，徒劳地效法顺从之道，让别人喜欢自己的谦和，而忘记了医者司掌性命的责任，听任病人遭受错误治疗而致死亡。这就是扭曲地顺从别人心情的毛病，是急需医治的。

【阐释】

这段文字指出医家要坚持原则，不为取悦他人而妥协迎合，这是端正医风的必然要求。

清代名医吴楚指出医者有"曲顺人情"之病，是需要克服的不良习气。所谓"曲顺人情"，就是医者背离自己的专业性和原则性，不敢坚持己见，而是改变自己的意见去迎合他人的心情。医者迎合的，主要是病人、旁人、同行这三类人。吴楚指出，当一个医者为病人所喜欢亲近，为旁人所称赞宣扬，与同行相处亲切融洽时，就应当警惕自己是否已经有了"曲顺人情"的毛病。吴楚认为，医者之所以会"曲顺人情"，主要原因还是在于不想因坚持己见而得罪他人，导致自己的名声与财利遭受损失，根本原因是医者的本领不过硬，故而掌控不了坚持自我的局面。治疗"曲顺人情"之病的根本之法在于拥有真才实学，靠疗效说话，自然无须再违背自己的认知和意愿去迎合他人。

32. 凡我同人务宜推诚相与

【原文】

亚圣[1]有云：予岂好辩哉！不得已也。今医学各成门户，所藉乎明先圣之功，溯委穷源[2]，不绝于口，则陷溺[3]未久及颖慧过人者，自必悔而就学，道不孤矣。若言之过激，则怨而生谤。位置太高，则畏而思避。踽踽[4]独行，济人有几。凡我同人务宜推诚相与，诚能动物，俾此道日益昌明。

【简介】

选自陈修园《长沙方歌括》卷首《劝读十则》。陈修园（1753—1823），原名陈念祖，号慎修，福建长乐人，清代著名医学家。他的著作甚丰，且多以歌诀形式，流传很广，如《医学三字经》等对医学教育和普及产生了很大影响。《长沙方歌括》是对《长沙方》即张仲景《伤寒论》方的解说和阐发，运用歌诀的形式编纂。

【注解】

[1]亚圣：即孟子，是孔子之孙子思的再传弟子，先秦儒家重要代表人物之一，与孔子并称"孔孟"，被尊为"亚圣"。

[2]溯委穷源：推寻原委。

[3]陷溺：被水淹没。比喻深深陷入错误的泥淖而无法自拔。

[4]踽踽（jǔjǔ）：独行的样子。

【语译】

亚圣孟子说:"我怎么会喜欢论辩呢?不得已罢了。"当今医学界之所以能各成门户,所依靠的就是阐明医学先圣们的功业。如果能够追根溯源,道清原委,口不停歇地宣传说教,那么那些沉湎于门户之见尚不长久且聪颖过人的人,必定会幡然悔悟而求学,有志于医道的同仁就不会孤单了。如果言语过于激烈,则容易因怨恨而生毁谤。如果把自己的位置放得太高,反而有所畏惧而生出逃避之心。孤零零地独自前行,又能救济几个人呢?凡是和我同道之人,务必要推心置腹地真诚相待,诚心能够感动一切事物。依靠真诚,医道才能日益昌明。

【阐释】

这段文字表明,医家良好的风气不仅要表现在对病人真诚以待,而且还要对同行报以诚心,同行之间以诚相待,才有助于医学这一神圣事业发展进步。

"劝读十则"是陈修园劝诫同行研习医学的十条忠告,这是其中的最后一条。陈修园主张同行之间要真诚相待,才能使医道不断发展。在他所处的时代,医学界已经形成了很多门户流派,流派之间如果囿于门户之见,就很难吸收借鉴其他流派的长处,就不能实现充分的发展。因此,陈修园提出三方面建议:一是从源流上,医家各派本出同源,通过追根溯源的思想工作,令未深陷于门户之见的聪慧之人幡然醒悟,虚心学习同道的医术。二是从言辞技巧上,要谨慎出言,不因过激的言辞激发起门户之见,招来怨恨和非议。三是医者要放低姿态,不因爱惜自己的地位而有所忌惮,不愿参与同行间的交流切磋。陈修园认为,其中的关键在于医者要待人以诚。用心真诚,自然能够感动同道,畅所欲言,共同进步。

33. 慎勿訾毁，斯不失忠厚之心也

【原文】

吾道中有等无行[1]之徒，专一夸己之长，形人之短。每至病家，不问疾，唯毁前医之过，以骇患者。设使前医用药尽是，何复他求？盖为一时，或有所偏，未能奏效，岂可概将前药为庸耶？夫医为仁道，况授受相传，原系一体同道。虽有毫末之差，彼此亦当护庇。慎勿訾毁[2]，斯不失忠厚之心也。戒之戒之！

【简介】

选自龚廷贤《万病回春·云林暇笔》。龚廷贤（1522—1619），字子才，号云林，江西金溪人，明代医学家。龚廷贤出身于医学世家，其父龚信曾任职于太医院。《万病回春》是龚廷贤所撰的一部综合性医书，书末附《云林暇笔》十二条，记录了龚廷贤对医学的思考和感悟。

【注解】

[1]无行：道德品行缺位的意思。

[2]訾（zī）毁：即诋毁。

【语译】

我们同行之中有一种毫无德行之徒，专门夸赞自己的长处，编排别人的短处。每到病人家里，不去询问症状病情，只是诋毁前任医生的过错，用来吓唬患者。假设前任医生用药都是对的，那病人为什么还要另找医生呢？而前任医生也只是治疗了一段时间，用药也许有点偏差，没有完全奏效，怎么可以一概地将前任医生所开的药方视为平庸呢？医学本为仁义之道，而且医家师徒从岐黄以来授受相传，本来都是一体同道。即使前任医生的治疗有毫末的差池，也应当彼此包容。一定不要相互诋毁，这样才不会失去忠厚之心。一定要引以为戒啊！

【阐释】

本段文字指出医生同行之间相处之准则，应该相互欣赏、相互包容、相互学习、共同提高。这也是医风的一个重要内容。

明代医家龚廷贤对当时医家诋毁同道的现象进行了批评。他指出有一些德行有缺失的医者总是喜欢夸赞自己的医术高明，同时宣扬同行的短处与不足。这些医者到了病人家中，不是立刻开始诊病，而是先对病家之前延请的同行大肆诋毁一番，宣称他们的治疗存在过错，既吓唬了患者，又抬高了自己，从而获取患者的信任和崇拜。龚廷贤认为，这种行为是很不可取的。病家之所以换医生，当然是因为之前的治疗效果欠佳。但治疗效果不令人满意，存在各种各样的原因，并不能因此就简单地打上错误的烙印。

"医为仁道"，济世救人是医家共同的理想和使命。医家共同承传岐黄之学，本来就是同道中人，志同道合，本应当相互尊重、相互支持，而不应相互诋毁、相互拆台。诋毁同行，其实是重利轻义的表现。医家应当保持忠厚的本心，切勿对同行横加指责。

34. 切不可因人而废言也，更不可生猜忌心

【原文】

凡医见证不真，则不可妄下药。凡医病不效即自己告退，另延名医，切不可迁延[1]人病体。或同医一病有高我者，即就正之，亦谦受益[2]之道也。即低我者，我药不能愈病，而彼能医愈者，即将彼方细思其理，即得治病之道矣。盖一人之知识有限，原贵乎集思广益，切不可因人而废言也，更不可生猜忌心。若遇庸医断不可与共事，恐致招怨。

【简介】

选自俞廷举《金台医话·医贵虚心》。俞廷举（生卒年不详），字石村，号石村居士，广西全州（今桂林）人，清代医学家，大约生活在乾隆、嘉庆年间。《金台医话》是俞廷举所撰的一部医话，刊于嘉庆二年（1797）。

【注解】

[1] 迁延：拖延的意思。

[2] 谦受益：意思是谦虚使人受益。语出《尚书·大禹谟》："满招损，谦受益，时乃天道。"

【语译】

医者辨证不准确，是不能贸然下药治疗的。医者如果治疗病人没有见效，就应自己告退，让病家另请名医，切不可拖延病人的病情。如果治疗同一种疾病，有医术高

于自己的医生，就去找他以求指正，这也是谦虚使人受益的道理。即使是医术水平低于自己的医家，如果自己不能治愈病人的疾病，而他却能治愈，也要拿到他所开的药方仔细思考其中的方理，这样就能领悟治病之道。医者个人的知识是有限的，本来就以集思广益为贵，切不可因人而废言，更不能产生猜疑嫉妒之心。但如果遇到庸医的话，断然不能与其共事，可能会招致仇怨。

【阐释】

这段文字表明，尊重同道、虚心学习、取长补短、集思广益，也是医家处理同行关系的行为准则。

虚心是医家的美德，对病人的生命安全充满责任和担当，对生命和健康的机理充满敬畏，对自己的能力水平有正确的认知，对同道有着充分的尊重，才能真正成为一个有格局的人。

医家如果在诊病时，不能真切地把握病人的病情，辨别病证，万万不可主观臆断，刚愎自用，贸然处方用药。如果病人的病情在自己的医治之下没有见效，则应该退出诊疗，让患者另请名医。不可为了维护自己的名声与脸面，而耽误了病人的治疗时机。

医家如果遇到水平高于自己的同行，应当真诚地虚心求教，这是《尚书》中所主张的"谦受益"的人生哲理。如果同行的年资地位比自己低，自己治不好的病人，在他手里药到病除，也应仔细研究他所开具的处方，深究其中的立方之理，这样才能领悟治病之道。

俞廷举指出，医家也是凡人，人的知识见解总归是有限的。正是因为医家能够虚怀若谷，择善而从，才能集思广益，不断汇聚前人同道的成就，令医学不断发展进步。所以医家切不可心胸狭窄，因看不起对方身份地位，而不采纳他们正确的意见，更不应嫉妒他人的才能而生起猜忌之心。这样的人必定是一个庸医，而庸医是万不可与之共事的。

35. 非读书明理，终是庸俗昏昧，不能疏通变化

【原文】

予曰：医司人命，非质实而无伪，性静而有恒，真知阴功[1]之趣者，未可轻易以习医。志既立矣，却可商量用工。每早对《先天图》[2]静坐，玩读《孝经》《论语》、小学[3]。大有资力者，次及全部《四书》、古《易》白文及《书经》《洪范》《无逸》《尧典》[4]。盖医出于儒，非读书明理，终是庸俗昏昧，不能疏通变化。

【简介】

选自李梴《医学入门·习医规格》。

【注解】

[1] 阴功：不为人所知的善行。

[2]《先天图》：即"先天八卦图"，又称"伏羲八卦图"。传说为伏羲氏观河图所画的八卦图，实出于北宋。

[3] 小学：训诂之学。又指洒扫、应对、进退，以及礼、乐、射、御、书、数之小"六艺"。

[4]《洪范》《无逸》《尧典》：都是《尚书》中的篇章。《洪范》阐述"洪范九畴"，即治国的九种方略，第一位就是五行；《无逸》劝导勤勉，不要贪图安逸；《尧典》阐述历象日月星辰，敬授民时，指导生产生活。

【语译】

我认为,医者司掌着人命,如果不是品质朴实而不虚伪,性格沉静而有恒心,真正知晓阴功之旨趣的人,不可以轻易地学习医学。立志学医之后,才可以商讨如何用功进步。每天早上对着《先天图》静坐,玩味研读《孝经》《论语》及小学等书。学有余力之人,可顺次阅读全部《四书》《周易》经文,以及《尚书》的《洪范》《无逸》《尧典》诸篇。这是因为医学出于儒学,不通过读书明理,终究是庸俗昏昧之人,不能掌握疏通变化的本领。

【阐释】

在历史上,中医学家的风范与中国文化的风范和气派是一致的。这段文字指出了医学与儒学的关系,认为"医出于儒",儒家思想影响着医家的价值观念和行为规范。

儒学作为中国两千多年来思想文化的主流,对中国传统文化的方方面面产生了深刻的影响,医学与儒学关涉尤深。从宇宙论上,儒学的宗旨之一是"助人君,顺阴阳"。李梴主张医者学习的《先天图》《易经》《洪范》《尧典》就是中国古代阴阳家和阴阳思想的渊薮。因此,李梴说"玩读儒书,稍知阴阳消长"。儒家主张的人伦价值观念构成了中国道德世界的基石,决定了中国家庭、社会和国家的基本秩序。儒家依据性善思想和良知观念而形成的个人修养论是医者培养仁心善念的基础。医乃仁术,儒与医有着同样的道德旨归。医重其理,医和儒追求同样的天理。今天,儒家文化的精华依然是中华优秀传统文化最有代表性的组成部分,学医者兼通一点儒家思想,践履传统美德,学习一些修心养性的修养功夫,仍然具有时代意义。

36. 然则业医者，当时刻兢兢业业

【原文】

古人延医，如求良将。良将系众之死生，国之存亡；医系人之安危死生，眷属之悲欢聚散。岂非天地间最重大事哉！故非其人不可信托，是必其德仁厚，其学淹通[1]谙练[2]，而后能起疴回生，夺灾行之数，而造天命、慰人心焉。

然则业医者，当时刻兢兢业业，以救人之德、杀人之罪为儆戒[3]也明矣！每临病，务以济人自矢[4]，勿重财利。若遇危难证，当明告某方某药，勿诡言[5]珍秘[6]而索重价。若病果易治，勿故言难疗，致病家惊忧而妄劳。如果难治，勿故言易愈，致病家虚喜而空费。或有早晚可奏效，而故以药停阻之，以勒重酬。或前医有成功，而故捏词诽谤之，以自居功。又或诸医覆绝，诒[7]彼独肩可挽。如瘵瘵仅存皮骨，语言不能，尚诱其厚馈，乃不日旋毙之类。又或尽心富家，而忽慢贫家，延请不往，求药不发。此等种种不一，总是重利鄙夫，忍心害理之所为，讵[8]可以躯命付托乎？

且今医不自揆浅陋，气傲心妒，既不肯咨访高明，又不肯温读医书，暇则棋酒晏笑，或算计财利。此所谓学医人费[9]，以人命为侥幸者也。先辈云：道未行，谓无利益不学；道既行，谓应酬无暇不学。尤不可犯此二语。古之良医，不敢逞臆见而务博学，又不敢泥俗谛[10]而求诸阅历，又不执一、二证验而求圆变无穷之心悟。至老手不释卷，虚心常广咨询，诚以人命为重，自存德行也。

虽然其责又在延医者，勿轻听人言，进用多误，全在鉴察精确。人谋为主，独断行之，不可专凭卜筮[11]。嗟嗟[12]！医人有胸无心，病家有耳无眼，人命其危矣哉。

【简介】

选自孙志宏《简明医彀·业医须知》。孙志宏（生卒年不详），字克容，别号台石，浙江杭州人，明代医学家，其父孙桂岩亦为名医。《简明医彀》系孙志宏积累五十年行医经验，参考历代医籍撰就的综合性医书，撰于1629年。其卷一有要言十六则，多为医家规范。

【注解】

［1］淹通：精通的意思。

［2］谙（ān）练：熟谙事理，历练老成。谙，熟悉、精通的意思。

［3］儆戒：告诫人使之注意改正缺点错误。

［4］自矢：即自誓，自我立誓。

［5］诡言：谎称的意思。

［6］珍秘：珍贵罕见之物。

［7］诒（dài）：欺骗的意思。

［8］讵（jù）：文言副词，表示反问，相当于"岂""哪能"等。

［9］学医人费：典出苏轼《张君墨宝堂记》引用蜀地谚语："学书者纸费，学医者人费。"这里的意思是人命关天，不能以耗费病人生命为代价去学习医学。

［10］俗谛：佛教语，引申为浅陋的道理。

［11］卜筮（shì）：即占卜。

［12］嗟嗟（jiē jiē）：叹词，表示感叹的语气。

【语译】

古人延请医生，如同访求良将。良将关系到民众的生死、国家的存亡；医者关系着人的安危和生死、亲眷家属的悲欢与聚散。这岂不是天地间最为重大的事吗！因此如果医非其人，不可以性命相托。一定要找到德性仁厚、学问精通熟练的医家，然后能够令沉疴之人重起，挽回生命，夺回灾难循行的定数，再造天命，安慰人心。

那么以医学为事业的人，应当时刻兢兢业业，以救人所产生的德行、杀人所产生的罪孽作为自己的警戒，已经很明白了！医家每每临证诊治，务必要以救济他人作为自己矢志不渝的追求，不要过于看重财利。如果遇到危难重证，应当明确地告诉病人使用的方药，不要诡诈地宣称使用了珍贵神秘之药而索要高价。如果疾病易治，也不要故意说难以治疗，导致病家惊恐担忧而妄增辛劳。如果疾病难治，也不要故意地说容易治疗，让病家空欢喜一场还白白增加花费。有的医家治病，明明早晚间即可奏效，却故意用药停阻痊愈的趋势，勒索重金作为酬劳。有的是前任医者已经治疗成功，却故意捏造言辞诽谤，把前任的功劳揽到自己名下。又有的医家，面对其他医生都无能为力的病人，仍欺骗说自己能够独力挽救。比如病人罹患痨瘵之疾衰弱得只剩下皮包骨头，话都说不了了，尚且诱骗其厚加馈赠，而没几天病人就去世了。又有的医者，对富户人家的病人十分尽心，对贫穷人家病人则轻忽怠慢，前来延请也不往视，前来求药也不发付。这样的行为不一而足，总归是看重利益的卑鄙之夫，行为残忍，伤天害理，怎么可以把身家性命托付给他们呢？

况且当今的医者不估量自己的浅陋，心高气傲，善于嫉妒，既不肯向高明之医咨询访求又不肯温习研读医书，闲暇之时则下棋、饮酒、谈笑取乐，有的则计算自己所得的财富利润，这就是人们所说的"学医把病人当作耗费，把人命当作侥幸尝试的代价"。医家先辈曾说：未入医道之时，说学医没有利益所以不去学习；已经是医道中人，又说自己忙于应酬，无暇学习。医者尤其不可触犯到这两句话。古代的良医，从来不敢把自己主观臆断的见解拿出来逞能，而是专务于博学，又不敢拘泥于凡俗的道理而是寻求增广阅历，也不会抓着一两个证验的例子不放，而是寻求内心对圆融的、变通无穷的医理的领悟。他们到了老年仍然手不释卷，常常虚心地广为咨询，真诚地以人命为重，不断积存自己的德行。

虽然对于医者是这样说，但有些责任也在于延请医生的人，不要轻易地听从别人的话，以免导致推荐任用之误，关键全在于对医者鉴别考察是否精准确切。要以人的理性谋划为主，自己作出准确判断，不能专靠迷信占卜。哎，如果医者有胸怀承担而无善心把持，病家有耳朵听从却无眼睛鉴察，病人的性命就危险了。

【阐释】

这段文字作为《业医须知》，是对中医从业人员的忠告，指出了医者所应遵守的准则和规范。

孙志宏把古人延请医生与国家访求良将作类比。医生辨证论治，用药如用兵，维系着病人的安危与生死，也关系到病人眷属的悲欢和家庭的完整与否。孙志宏指出医者应当具备仁厚的德行，学问精通，技艺熟练，不要过于看重财利，对病人应当诚实以待。此外，孙志宏还指出四种见义忘利的"鄙夫"行为。他认为这些都是昧着良心的伤天害理之举，对于这样的医家，病人是万万不能把性命托付给他们的。孙志宏批评了当时的医家没有自知之明，不去精进自己的医术。他又论说了古之良医不断追求进步的认真态度，指出这是德行修养的表现。最后，孙志宏对病家也提出了忠告，要求他们延请医生时要增强鉴别能力，不能依赖迷信占卜。

37. 不计其功，不谋其利，不论贫富，药施一例

【原文】

今之明医[1]，心存仁义，博览群书，精通道艺。

洞晓阴阳，明知运气[2]，药辨温凉，脉分表里。

治用补泻，病审虚实，因病制方，对症投剂。

妙法在心，活变不滞，不衒[3]虚名，惟期博济。

不计其功，不谋其利，不论贫富，药施一例。

起死回生，恩同天地，如此明医，芳垂万世。

【简介】

选自龚信《古今医鉴》。龚信（生卒年不详），字瑞芝，江西金溪人，明代医学家，为龚廷贤之父。曾撰《古今医鉴》，初刊于 1576 年，并由龚廷贤编续、王肯堂订补，是一部搜罗宏富的综合性医书。

【注解】

[1] 明医：明彻医道之医。

[2] 运气：即五运六气。

[3] 衒（xuàn）：同"炫"，炫耀的意思。

【语译】

当今明彻医道的医生，心中存有仁义，博览群书，精通医道技艺。洞悉阴阳规

律，知晓五运六气，能分辨药性的温凉，能区分脉象的表里。灵活运用补泻的治疗方法，诊察病情精审虚实，因循病情制定药方，针对病证投用药剂。治病的妙法留存在心中，灵活变化毫不凝滞，从不炫耀虚名，只期盼能够广施博济，普救众生。从不计较功劳，从不谋取利益，无论病人贫穷富有，按照一样的标准施予药剂。治疗功效能够起死回生，再造之恩等同于天地，如此高明之医，芳名流传万世。

【阐释】

这段文字表明，"明医"是医家的理想境界和崇高荣誉。医家之成就与贡献，在于明彻医道而专注于普济苍生，而不是专务于虚名。

在世人心目中，往往有着"名医"情结。毋庸讳言，在今天，医者的职称、头衔、荣誉、社会影响力往往成为人们重要的参考指标。如果放在一个长的历史时间段来考察，医者如何才能流芳万世，是靠当时的名气还是靠医术的高明？答案恐怕是后者。成就一位"名医"可能会有不同的机缘和途径，但要成为一位"明医"，则需要从理想信念、职业操守、专业技术、疗效口碑、个人修养等方面全方位地考评，而其中的核心则是对天道自然、社会人心和医道技艺的明彻。

"明医"也能成为"名医"，而且只有从"明医"成就的"名医"，他的名声才能经得起时间的考验，从而照耀千古，流芳百世。正如"天不生孔子，万古如长夜"的古语，孔子之所以被认为是"圣人"，不是因为名气大，而是因为他的思想和成就照亮了中华文明的历史。

由此可见，"明"是"名"的前提和根本，医家从对"明医"的追求入手，又何愁"名医"不成。

38. 凡病家大小贫富人等，请视者便可往之

【原文】

一戒：凡病家大小贫富人等，请视者便可往之。勿得迟延厌弃，欲往而不往，不为平易。药金毋论轻重有无，当尽力一例施与，自然生意日增，毋伤方寸。

二戒：凡视妇人及孀妇、尼僧人等，必候侍者在旁，然后入房诊视，倘傍无伴，不可自看。假有不便之患，更宜真诚窥视，虽对内人不可谈此，因闺阃[1]故也。

三戒：不得出脱[2]病家珠珀[3]珍贵等送家合药，以虚存假换。如果该用，令彼自制入之。倘服不效，自无疑谤。亦不得称赞彼家物色之好。凡此等非君子也。

四戒：凡为医者，不可行乐登山，携酒游玩，又不可片时离去店中。凡有抱病至者，必当亲视，用意发药。又要依经写出药帖，必不可杜撰药方，受人驳问。

五戒：凡娼妓及私伙家请看，亦当正己，视如良家子女，不可他意儿戏，以取不正，视毕便回。贫窘者药金可壁[4]病回，只可与药，不可再去，以图邪淫之报。

【简介】

选自陈实功《外科正宗》卷四《医家五戒》。陈实功（1555—1636），字毓仁，号若虚，江苏南通人，明代著名外科学家。所著《外科正宗》四卷，是古代外科学的重要论著。

【注解】

[1] 闺阃（kǔn）：内室、妇女的意思。

[2] 出脱：商品卖出的意思。这里引申为拿取。

［3］珠珀：珍珠、琥珀等珍贵药物。

［4］可璧：完璧奉还之义。

【语译】

一戒：无论病人家族大小、贫穷或富裕，只要来延请诊视，便都可以前往。不得迟到拖延，厌烦嫌弃，想去而又不去，不以平易待人。不要计较药金的轻重与有无，应当尽力将药剂按照一样的标准施与病人。这样做自然会生意日增，不要伤害方寸良心。

二戒：凡是为妇女、寡妇、尼姑等看病，一定要等有人侍候在旁，然后才能进入房间诊视。倘若身旁无人陪伴，则不能独自看病。如果病人有不方便的隐私疾病，更应怀着真诚之心仔细诊看。即使对自己的妻子，也不可谈及这些病人的病情，因为这是妇女闺房里的隐私。

三戒：不得将病家的珍珠琥珀等珍贵药品带回家中调剂，以免让病人产生这些贵物名存实亡、以假换真的猜疑。如果确实应当使用，应该让病家自己制作后合入药剂中。倘若病人服药后没有达到效果，自然也不会产生怀疑和毁谤。医家也不得称赞病家物品成色之好，凡是这样的言行都不符合君子之道。

四戒：凡是为医之人，不可行乐登山，携酒游玩，也不可片刻离开药店诊室。凡是有抱病而至者，一定要亲自诊视，真心实意地发付药剂。又要依照医经写出药方，一定不能自己杜撰，以免遭受反驳和质疑。

五戒：凡是一些风尘女子及有不正当男女关系者来延请诊看，也应当端正自己的心念，将她们看作是良家子女，不可以有调戏的念头，导致自己言行不正，看完病便立即回来。家境贫窘者，可以将她们的药金完璧返还。病人再来时，只可以给付药剂，医家不可以再去病家，以杜绝不正当的报答的企图。

【阐释】

"五戒十要"中的"五戒"，可以理解为医家行为规范中的"负面清单"，是针对医家提出的"保身保家守成之法"，在医学史上具有很大的影响。

陈实功认为，这是非常切要的人生指南，故而用浅显直白的语言写出，以便读者理解和遵行。他指出如果医家的家族中能有贤能子孙认真遵行，就可以成家立业，而如果违背这些原则法度，则"必有饥寒不足之忧"。他甚至认为"五戒十要"应当"置于座右，朝夕一览"。

"戒"最开始是属于中华礼仪文化的一个概念，强调对于不当言行的戒除，是一种对行为作风的约束。"五戒"指出，医家对病人不能差别对待，不能嫌贫爱富。医家需要注意避免"瓜田李下"的嫌疑，例如要注意男女大防，不能单独诊视女性病人，不能泄露病人的隐私。不能将病家的名贵药材带回家中合药，以免招致嫌疑。医家时刻准备救死扶伤，因而不可登山行远，或者喝酒游玩，以免耽误治疗。诊疗时也应用心施治，不可随意杜撰方药。"五戒"强调了医家应坚守原则，端正内心，在任何时候都不可产生邪念。这其中很多原则，在今天的医患关系处理中仍有较强警示意义。

39. 先知儒理，然后方知医业

一要：先知儒理，然后方知医业。或内或外，勤读先古明贤确论之书，须旦夕手不释卷，一一参明，融化机变，印之在心，慧之于目，凡临症时，自无差谬矣。

二要：选买药品，必尊雷公炮炙[1]。药有依方修合者，又有因病随时加减者。汤散宜近备，丸丹须预制。膏药愈久愈灵，线药[2]越陈越异。药不吝珍，终久必济。

三要：凡乡井同道之士，不可轻侮傲慢，与人切要谦和谨慎。年尊者恭敬之，有学者师事之，骄傲者逊让之，不及者荐拔之。如此自无谤怨，信和为贵也。

四要：治家与治病同。人之不惜元气，斫丧太过，百病生焉，轻则支离[3]身体，重则丧命。治家若不固根本，而奢华费用太过，流荡日生，轻则无积，重则贫窘。

五要：人之受命于天，不可负天之命。凡遇进取，当知彼心愿否，体认天道顺逆。凡顺取人缘相庆，逆取子孙不吉。为人何不轻利远害，以防还报之业也。

六要：凡里中亲友人情，除婚丧疾病庆贺外，其余家务至于馈送往来之礼，不可求奇好胜。凡餐只可一鱼一菜，一则省费，二则惜禄[4]，谓广求不如俭用。

七要：贫窘之家及游食僧道、衙门差役人等，凡来看病，不可要他药钱，只当奉药。再遇贫难者，当量力微赠，方为仁术。不然有药而无火食者，其命亦难。

八要：凡有所蓄，随其大小，便当置买产业，以为根本。不可收买玩器及不紧物件，浪费钱财。又不可做入银会酒会，有防生意，必当一例禁之，自绝谤怨。

九要：凡店中所用各样物具，俱要精备齐整，不得临时缺少。又古今前贤书籍，及近时名公新刊医理词说，必寻参阅，以进学问。此诚为医家之本务也。

十要：凡奉官衙所请，必当速去，毋得怠缓，要诚意恭敬，告明病源，开具方药。病愈之后，不得图求匾礼[5]，亦不得言说民情，致生罪戾。闲不近公，自当守法。

【简介】

选自陈实功《外科正宗》卷四《医家十要》。

【注解】

［1］雷公炮炙：即《雷公炮炙论》，记载了中药炮制的基本知识和方法。

［2］线药：即药线，一种外科制剂。

［3］支离：残缺不全，引申为憔悴衰弱之义。

［4］惜禄：古人认为人的福禄有其定数，注意珍惜节俭，可以细水长流。

［5］匾礼：题写匾额作为谢礼。

【语译】

第一个要领：先知儒家的道理，然后方能知晓医学事业，有的是内学，有的是外学，勤读古代明医有着确切论断的医书，必须旦夕手不释卷，一一参详明了，融会贯通，活学活用，烙印在心中，使慧眼变得更敏锐。这样临证诊疗时就不会有差错了。

第二个要领：选择购买药品，一定要遵循雷公炮炙的规范。药物是需要依据药方来进行修治配合的，又要因循病情变化随时进行加减。汤散之药适宜最近制备，丸丹之药需要提前预制，膏药保存得越久效果越灵妙，线药越是陈年效果越奇异。用药不要吝惜自珍，当用则用，长久坚持必然有益。

第三个要领：凡是乡里的同行人士，不能以轻视、欺侮、傲慢的态度对待他们，与人交际一定要谦和谨慎。对于年长的同道，要恭敬地对待他们；对于有学识的同道，要向他们拜师学习；对于骄傲的同行，对待他们要恭逊谦让；对于本事不及自己的同行，要荐举提拔他们。如此这般自然不会有毁谤和怨恨，同行之间要以信任与和谐为贵。

第四个要领：治家与治病的道理是一样的。人如果不爱惜自己的元气，斫伤消耗过于猛烈，各种疾病就会滋生，轻则令身体衰弱，重则丧失性命。治家如果不牢固根本，奢华费用太过，则各种流失动荡逐日而生，轻则积攒不下资财，重则落入贫困窘迫的境地。

第五个要领：人受命于天，因而不能辜负天命。如果想要在名利上有所进取，应当知晓当事之人是否心甘情愿，也要体认天道运行的顺逆。凡是顺应人心天道，自然能够积善之家有余庆，如果违逆人心天道，对子孙后代则是不吉利的。所以做人何不看轻名利远离祸害，以防备因果业报呢？

第六个要领：凡是与乡里亲友的人情往来，除了婚丧疾病庆贺的礼节往来之外，其余的日常家务，以至于往来馈赠的礼品，不可追求奇特，攀比好胜。凡是用餐，只可一条鱼、一盘菜，一是能够节省费用，二是能够珍惜福禄，也就是所谓广泛求取不如节俭用度。

第七个要领：贫穷窘迫的人家及云游的僧人道士，以及衙门差役人等，凡是来看病，不可向他们索取药钱，只当是奉送药物。如果再遇到贫穷困难的病人，还要量力对他们略有馈赠，这才是仁术的体现。如果不是这样，病人光有药吃而没有食物果腹，要保全性命也是艰难的。

第八个要领：凡是有所积蓄，随其价值大小，便当用来购置产业，作为根本，不可用来收购古玩器物以及其他不要紧的物件，浪费钱财。也不能把钱投入到银号食利，投入酒会杀生，这会妨碍医家好生的本意，必当一概禁止，这样自然能够杜绝毁谤和怨恨。

第九个要领：凡是药店诊室中所使用的各种器物用具，一定要精心准备齐整，不得临用时缺少。古今前贤的书籍，以及近时名医新刊印的医理词说，也一定要访寻参阅，精进学问，这实在是医家的根本要务。

第十个要领：凡是接到官府衙门的邀请，一定要迅速前去，不要怠慢，要诚意恭敬，向患者明白告知疾病根源，开具方药。官员病愈之后，不得要求赠送褒奖匾额、索求礼物。也不要趁机言说其他事情，招致罪过。闲暇时不接近公门，自己应当守法。

【阐释】

如果说"五戒"是为医家开列的"负面清单"，那么"十要"则是行为规范上的

"正向引导"。

"十要"是一个宏大的体系，指出了医家所应遵循的处世原则和要领。包括学医精进之道，药品选买制备和药铺诊房的整备，处理医患关系和同行关系，处理乡里人情世故，处理和官府各类人员的关系，治理家政，理财和日常生活，对功名利禄的进取等。

从"医家十要"中可知，医者需要为诊疗活动做好专业技术和物质条件上的准备，同时他还是家庭、行业和社会中的人，需要融入社会主流价值体系，需要处理好各种各样的社会关系，为家族的生存和延续深谋远虑。对于今天的医者而言，"医家十要"无疑也具有重要的时代意义。

此外，龚廷贤《万病回春》、刘纯《治病杂例》等著作中，也有不同体例和侧重的"医家十要"，说明了明代医家已经开始总结提炼医德医风的规范体系。

40. 凡作医师，宜先虚怀。灵知空洞，本无一物

凡人疾病，皆由多生不惜众生身命，竭用人财，好杀鸟兽昆虫，好箠楚[1]下贱，甚则枉用毒刑，加诸无罪，种种业因[2]，感此苦报。业作医师，为人司命，见诸苦恼，当兴悲悯。详检方书，精求药道，谛察深思，务期协中。常自思维，药不对病，病不对机，二旨或乖，则下咽不返。人命至重，冥报难逃，勿为一时衣食，自贻莫忏之罪于千百劫。戒之哉，宜惧不宜喜也。

凡为医师，当先读书。凡欲读书，当先识字。字者，文之始也。不识字义，宁解文理？文理不通，动成窒碍。虽诗书满目，于神不染，触途成滞[3]，何由省入？譬诸面墙，亦同木偶。望其拯生民之疾苦，顾不难哉。故昔称太医，今日儒医。太医者，读书穷理，本之身心，验之事物，战战兢兢，求中于道，造次[4]之际，罔敢或肆者也。外此则俗工耳，不可以言医矣。

凡为医师，先当识药。药之所产，方隅不同，则精粗顿异。收采不时，则力用全乖。又或市肆饰伪，足以混真。苟非确认形质、精尝气味，鲜有不为其误者。譬诸将不知兵，立功何自？医之于药，亦犹是耳。既识药矣，宜习修事[5]。雷公炮炙固为大法，或有未尽，可以意通，必期躬亲，勿图苟且。譬诸饮食，烹调失度，尚不益人，反能增害，何况药物关乎躯命者也，可不慎诸？

凡作医师，宜先虚怀。灵知空洞，本无一物。苟执我见，便与物对。我见坚固，势必轻人。我是人非，与境角立。一灵空窍，动为所塞。虽日亲至人[6]，终不获益。白首故吾，良可悲已。执而不化，害加于人。清夜深思，宜生愧耻。况人之才识，自非生知，必假问学。问学之益，广博难量。脱不虚怀，何由纳受？不耻无学，而耻下问，师心自圣，于道何益？苟非至愚，能不傲省乎？

医师不患道术不精，而患取金不多。舍其本业，专事旁求。假宠贵人，冀其口吻

以希世重。纵得多金，无拔苦力于当来世，岂不酬偿？作是思维，是苦非乐。故当勤求道术，以济物命，纵有功效，任其自酬，勿责厚报。等心施治，勿轻贫贱，如此则德植厥躬，鬼神幽赞矣。

上来所祝五条，皆关切医师才品道术、利济功过，仰愿来学俯从吾祝，则进乎道而不囿于技矣。讵非生人之至幸，斯道之大光也哉。

【简介】

选自缪希雍《神农本草经疏》卷一《祝医五则》。缪希雍（1546—1627），字仲淳，号慕台，江苏常熟人，明代医学家。历三十余年考订注疏《神农本草经》，形成《本草经疏》三十卷。

【注解】

[1] 箠（chuí）楚：用鞭杖之类刑具殴打。

[2] 业因：佛教观念认为，人的行为会造成业因，业因会带来果报。

[3] 触途成滞：处处是障碍，指领悟困难。触途，处处、到处的意思。

[4] 造次：慌忙仓促之间。

[5] 修事：修治药物之事。

[6] 日亲至人：日日亲近至人之学，即岐黄之学。

【语译】

凡是人们罹患疾病，都是由于累世以来不爱惜众生的身体和生命，竭泽而渔地使用人力和财力，喜好杀戮鸟兽昆虫，还喜好毒打下人，甚至将酷毒的刑罚施加在无辜者的身上，因而受到如此痛苦的报应。从事医师的事业，司掌着生命，见到人们的苦恼，应当兴起悲悯的同情心。详细检看方书，精诚地索求合药之道，仔细审察，深入思考，务必期求药方能够协调、切中。常常自己思考，如果用药对不上病名，病名对不上病机，二者如果出现乖违的情况，病人把药咽下去就不能再返回来了。人身性命至为重要，冥冥之中的报应难以逃脱。医者不要为了一时的衣食小利，给自己招致历经千百次劫运都无法忏悔解脱的罪行。要引以为戒啊！医家面对人们的病痛宜有所畏惧而不宜开心快乐。

凡是作为医师，应当先读书。凡是想读书，都应当先认识字。字是文章的开始，不认识文字的含义，怎么理解文章中的道理？不通达文章中的道理，一举一动都会面临限制和障碍。尽管所藏的诗书琳琅满目，但是精神没有浸染其中，到处都会遇到障碍和阻滞，又凭什么去深入省察呢？就好比面对墙壁一样什么也看不到，也类同于木偶一般没有主见。希望靠他来拯救生民的疾苦，难道不是很困难吗？所以过去所称的太医，今天所说的儒医，都是通过读书明理，以自己的身心体验为根本，在各种事物上获取效验，小心翼翼，战战兢兢，在医道中寻求切中关键，匆忙仓促之际也不敢有所放肆。在此之外的医者只能称为"俗工"，不可以和他们言说医道。

凡是作为医师，都应当先认识药材。药材的出产，其产地不同，药材品质的精粗差别就立刻显现。如果药材的采收没有遵守时宜，则药力和作用就完全背离本来的性质。又有的市集商贩弄虚作假，手艺上可以以假乱真。如果不能确认药材的外形和质地，精细地品尝药材的气味，很少有不被耽误的。譬如将军不知兵，立功的依据从哪里来？医和药的关系也是这样的。能够辨识药材以后，就适宜学习药材的修治。《雷公炮炙论》固然是药材炮制的大法和根本，但也有意犹未尽的地方，可以通过意识加以会通。医者必定要亲自参与，不要马虎敷衍。譬如饮食，烹调失去了法度，做出的食物也没法给人带来好处，反而增加对身体的损害。何况关乎人们身躯性命的药材呢？难道不能谨慎一些吗！

凡是作为医师，应该让自己的心境虚怀若谷，让自己的灵智处于静虚之中。但是如果执着于自我意识，便与外在事物产生了对立。自我意识越坚固，就势必会看轻别人，认为自己是对的，别人是错的，导致自己与周围环境角力较劲，真正的灵识却常常被阻塞。这样即使每日亲近至人，最终也得不到收益。一直到头发白了，还都是以前那个状态，没有进步，这是非常可悲的。执着而不能有所变化，反而会有害于别人。在清冷的夜晚深思这个问题时，就会产生愧疚耻辱的感觉。况且人的才干和见识，不是生而知之的，必定借助问学来不断地进步。问学带来的好处，其广大博通难以计量，如果不能让自己的心怀放空，又怎么纳受这些好处呢？不以无学识为耻，而以下问为耻。自以为自己是老师和圣人，这于追求医道有什么好处？如果不是至为愚笨的人，能不警醒起来自我反省吗？

医师不担心自己的道术不精湛，而担心获取的诊金不够多。舍弃了自己的本业，专事于走旁门左道，假借贵人的宠信，希望通过他们的口吻为自己建立口碑，以希求世间的重视。这样的医师纵使赚了很多钱财，却没有产生拔升他脱离痛苦的能力。如果这么想的话，其实是痛苦而不是快乐。所以应当勤求道术，以救济物命。纵使有了功效，也是听任病人自愿给予酬劳，不要求病人给予丰厚回报。对待病人要以平等心施治，不要轻慢贫贱的病人。如此则在自己身上不断厚植德行，冥冥之中就会有如神助。

上面所嘱咐的五条，都是关系到医师的才学品行、医道医术、获利与救济、积功和记过。仰首期盼将来的学者，能够俯下身来跟从我的祝愿。这样就能进入到医道的层面，而不是囿于医技的层面。这岂不是芸芸众生至为巨大的幸福，医道至为明亮的光彩吗！

【阐释】

"祝医五则"是对医界同仁提出的五条真诚嘱咐，可以归结于要求医者履行的行为准则和规范。这里的"祝"可以理解为祝愿、嘱咐的意思，带有发自内心的真诚用意。

第一条嘱咐，将人们罹患疾病的原因归因于因果报应，无疑带有时代的局限性，但也表达了对生命的敬畏，以及医者面对疾病和医疗所应持有的审慎态度。

第二条嘱咐，强调医者一定要有文化素养，不能只有"术"而没有"学"。强调要向"读书穷理"的"儒医""太医"学习，而不要成为没有文化的"俗工"。

第三条嘱咐，强调医师不能只会诊病开方，病人服药也是关键环节，因而医师还要能识药、会制药，要覆盖治病救人的全链条、全过程。

第四条嘱咐，强调医师的心性修养要虚怀若谷，不要有过强的自我意识，骄傲自满，要谦虚且有容人之量。如此才能认识到自己的不足，向同行前辈虚心学习，不断进益。

第五条嘱咐，强调医师要摆正精进道术和追求钱财的关系，要以精进道术为本，以追求钱财为末，不可舍本逐末。

缪希雍的"祝医五则"，虽然带有主张因果报应的时代局限性，但其目的还是在于引导医者救护生命、利乐生命，这与今天"人民至上""生命至上"的宗旨是一致的。在科学昌明、社会高度发展的今天，我们要从人文关怀的高度去吸收其中的思想精华，促进医德医风建设。

医

道

篇

　　"道"是中国哲学和文化的核心范畴。道的本义是道路。《说文解字》说："道，所行道也。"从哲学上讲，道是产生宇宙万物的本原，所谓"道生万物"。"形而上者谓之道，形而下者谓之器"，道也是万事万物都要遵循的事理和规律。"道可道，非常道"，道无法精确描述，却可以感受、体验、证悟、履行。作为道路的本义，道有着明确的走向，它的延伸遵循着地形和地势，为人所践履、行进，于是就有了道义、路线、政策、传统等引申义。

　　因此，医道也有着极为丰富的含义，最朴素的意思是医者所行之道，也就是医家的本领。医道也被用来指称自古以来不断传承延续的医家传统，即医家之道统。医道进而被用来作为医学的代称，"医道中西各有所长"中的"医道"，就是医学的意思。

　　中医药也有"道"和"器"之分。"道"的层面蕴含中医药文化深刻的思想理念，"器"的层面就是中医药方法学体系，涉及"法"与"术"。若论层次，中医之道启迪指导了中医之法，中医之法统摄派生了中医之术。

　　中医之道需要体悟，也就是悟道；需要求证，也就是证道；需要持守，也就是守道；需要传承，也就是传道。

　　本篇格言遴选的基本原则：古代医家对中医药的宏大叙事而非就事论事；古代医家感悟哲理医理而非细述方法技术；古代医家论述中医药普遍性问题而非表述具体现象；古代医家高瞻远瞩的至理名言、入木三分的形象比喻而非普及知识的平俗之语。在以上四类之内，各自又按年代排序。

　　本篇以《黄帝内经》对医道的论述为开篇，展示古代医家对医道各方面的思考和感悟，揭示医道对天人合一和成就人道的基础性作用，接着介绍《大医习业》学习医道的方法，展现上医之道的气象，揭示医道与"中庸""理""术""意"等的关系，阐述医道与治道、用兵之道的相通之处，最后通过吕复对名医的品鉴，体现不同时代名医对医道的践履。

　　需要指出的是，对道的论述往往是从某一角度、某一层面的理解和把握，是不全面的。但这些各不相同的论述并不相互矛盾和排斥。对于医道，不应"歧路亡羊"，而应"殊途同归"，需要读者结合自己的学习与实践，详加体会和感悟。

41．上知天文，下知地理，中知人事，可以长久

【原文】

黄帝坐明堂[1]，召雷公而问之曰：子知医之道乎。雷公对曰：诵而未能解，解而未能别，别而未能明，明而未能彰，足以治群僚，不足治侯王。愿得受树天之度[2]，四时阴阳合之，别星辰与日月光，以彰经术，后世益明，上通神农，著至教，疑于二皇[3]。帝曰：善。无失之，此皆阴阳、表里、上下、雌雄相输应[4]也。而道上知天文，下知地理，中知人事，可以长久，以教众庶，亦不疑殆，医道论篇，可传后世，可以为宝。

【简介】

选自《黄帝内经》之《素问·著至教论》。《黄帝内经》是我国现存最早的一部医学经典，共十八卷，分为《素问》《灵枢》两部分，各为九卷。《黄帝内经》"取材于先秦战国，成编于西汉""是西汉末年之前众多医家理论与临床经验的总结汇编"。现今传世的《素问》由唐代医学家王冰整理编次而成。现今传世的《灵枢》由南宋医学家史崧整理而成。

【注解】

[1] 明堂：古代天子举行隆重典礼、宣明政教的场所。

[2] 树天之度：树立圭表，测度太阳的运行。

[3] 疑于二皇：即拟于二皇，"疑"与"拟"通假。二皇，指伏羲、神农。

[4] 相输应：相互输布、流通、感应。

【语译】

黄帝安坐于明堂之中，召见他的大臣雷公，问他说："你知道医之道吗？"雷公回答说："我诵读了医书，但是未能理解医之道。即便对医之道略有理解，却不能加以区分和辨别。即便稍能区分和辨别，却不能显明通彻。即便能够显明通彻，但不能对它有所彰显。我的医术可以治疗众位臣僚，但不足以治疗侯王。我愿意受教天道运行的度数，与四时阴阳变化相参合，辨别星辰与日月的光辉，让医经与医术得到彰显，使后来之人更加明白透彻。上与神农相通，使至善之教得以显著，与伏羲、神农等圣王之道相比拟。"黄帝说："你说得好，请不要忘记，这些都是阴阳、表里、上下、雌雄相互流通感应的道理。医道上知天文，下知地理，中知人事，才可以长久流传。用它教化广大民众，也不会导致疑惑和过错。医道论篇可以流传后世，作为无上之宝。"

【阐释】

本段文字重在强调天人合一是中医整体观念之体现，也是宇宙人生之大道理，此乃中医学所遵循之规律，顺之则昌，逆之则伤。为医者须天地人相参，方为上工，才能具有大境界、强技能、高水平。

在《著至教论》的对话中，黄帝在明堂召见雷公，向他讲述"医之道"。雷公称已能习诵理解，在医术上已经有了相当的掌握，能够治疗群僚之疾。但是当黄帝问他是否知道"医之道"时，雷公立刻发现了自己学医的局限与不足。正是因为不知晓"医之道"，尽管雷公能够诵习、理解，却不能有所区分辨别；不能区分辨别，就不能显明全体；不能显明全体，就不能发扬光大。尽管他能够治疗和自己同级别的群僚，却没有把握治疗侯王这样的重要病人，这也是因为雷公对医学的一知半解，故而没有十足的把握。也就是说，雷公的医学和医术还需要"医之道"的启迪，需要如同日出般的"朝彻"来照亮未知的黑暗，才能够实现水平和境界的提升。于是黄帝向雷公传授了医之道的关键——"上知天文，下知地理，中知人事"。天文、地理、人事为医学的展开提供了场域，在更深层次上组成了医学理论体系和规律法则的基础。由此可见，仅仅就医论医，是很难把握医学全部，实现医道上的显著提升的。

42. 法于阴阳，和于术数，食饮有节，起居有常，不妄作劳

【原文】

上古之人，其知道者，法于阴阳，和于术数[1]，食饮有节，起居有常，不妄作劳，故能形与神俱，而尽终其天年[2]，度百岁乃去。

【简介】

选自《黄帝内经》之《素问·上古天真论》。

【注解】

[1] 术数：又作"数术"，古代探索世界规律的学问和技术。根据《汉书·艺文志·数术略》，数术分为"天文""历谱""蓍龟""五行""形法""杂占"，其理论基础是阴阳五行思想。"数术"被学者们认为是中国古代科学和迷信的渊薮。

[2] 天年：天然具有的寿命。

【语译】

上古时期的人们，其中知晓"道"的人，取法于阴阳的消长变化，行为举止与术数之学所反映的自然规律相谐和。作息饮食有规律、懂得节制，注意爱惜身体，不妄兴烦劳，所以身形与精神都能保持健康完满，形神相守，从而能享受到天然寿命的一生，活到百岁以后才去世。

【阐释】

这段文字说明医者要深刻体悟医道，应把握天人相应的基本规律，运用于指导养生保健，使人们享受更为健康自然的美好生活。

《黄帝内经》中蕴藏着非常丰富的道论，取资于战国、秦、汉以道家和儒家为主流的诸子百家哲学思想，体现出医家对医道的深邃思考。《上古天真论》作为《素问》的开篇，开宗明义地指出道是天道，更是生命之道。对于人而言，生活在天地之间，也受到天道运行与自然规律的支配。人去认识道、追求道、感悟道，其归旨在于享受更为自由自在的生命历程。因此，医家之道，不仅仅表现为哲学上的精神超越，更表现为遵循天道展开健康自然的生活方式，与天地精神相往来，实现真正意义上的"天人合一"。因而知"道"的上古之人，能够取法阴阳的消长变化，行为举止与表现自然规律的术数若合符节，起居饮食有节制，爱惜精力，避免过度劳累。通过这样的努力，保持自己的身体和精神不受损耗，从而能够得到以终其天年的长寿。与《上古天真论》后面讲到真人、至人、圣人、贤人相比，这些上古之人更像是普通人，但他们却是知"道"的普通人，是后世普通人学习的榜样。为医者，首先应该悟透这个深刻道理。

43. 未有逆而能治之也，夫惟顺而已矣

【原文】

黄帝曰：余闻先师，有所心藏，弗著于方[1]。余愿闻而藏之，则[2]而行之，上以治民，下以治身，使百姓无病，上下和亲，德泽下流[3]，子孙无忧，传于后世，无有终时，可得闻乎？岐伯曰：远乎哉问也。夫治民与自治，治彼与治此，治小与治大，治国与治家，未有逆而能治之也，夫惟顺而已矣。顺者，非独阴阳脉论气之逆顺也，百姓人民皆欲顺其志也。黄帝曰：顺之奈何？岐伯曰：入国问俗，入家问讳[4]，上堂问礼，临病人问所便[5]。

【简介】

选自《黄帝内经》之《灵枢·师传》。

【注解】

[1] 方：书写文字的方版，用木片制成。

[2] 则：用来遵循的法则和规范。

[3] 下流：向下流衍。

[4] 讳：忌讳、禁忌的事情。

[5] 便：方便、便宜的意思。

【语译】

黄帝说：我听说以前的先师们，有一些藏在心中的体会和诀窍，是没有写在方版

上的。我想听闻这些诀窍，把它们保存起来，作为法则遵循实行。上可以用来治理天下万民，下可以用来治理自己身体，使天下百姓不再遭受疾病的苦难，让这个社会上上下下和睦亲爱，把德行的惠泽向下流衍，让子孙后代都能无忧无虑，代代相传，永无终时。这些学问我可以听闻吗？岐伯说：这个问题太深远了。治民与自治，治彼与治此，治小与治大，治国与治家，这些情况从没有通过违抗逆反的方式能治理好的，只能通过循顺的方式。所谓循顺，不仅仅是关于阴阳变化、血脉运行、气机消长的顺逆，天下的百姓人民都希望能够顺从他们的意志。黄帝说：怎么循顺呢？岐伯说：进入一个邦国先要询问当地的风俗习惯；进入一户人家，先要询问家族的禁忌和避讳；进入人家的客堂，先要询问需要遵守的礼节；临床诊视病人，先要询问病人习惯适宜的情况。

【阐释】

这段文字指出无论治国治家还是治病，都要顺应现实形势和客观规律，它们的道理都是一致的。这是对于医道的关键性理解，揭示了医道与古代哲学思维的密切联系。

在《灵枢》中，黄帝向岐伯请教上可以治民、下可以治身的诀窍。岐伯向黄帝揭示了这个秘密，秘密只有一个字，这就是"顺"。世界上的万事万物都是受到客观规律的支配，有其变化发展的过程和趋势，是不以人的意志为转移的。"顺"是对现实状况的客观审视，是对客观规律的遵循，是对事物发展的过程与趋势的顺应和因势利导。用今天的观念来理解，就是尊重客观规律性，发挥主观能动性，一切从实际出发，实事求是。

人是一个高度复杂的生命体，既有生理系统，又有心灵世界，既有自然属性，又有社会属性。人的生命健康，受到各种各样规律的支配。

医家在诊疗时把"顺"作为一种方式方法，加以积极运用。这是一种具有主体精神的、积极的"循顺""顺应"，这和无条件的、消极的"百依百顺"是不同的。因此这个"顺"和前面医风篇所述的"曲顺人情"的"曲顺"不同，是一种"大顺"。

44. 圣人不治已病治未病，不治已乱治未乱

【原文】

故阴阳四时者，万物之终始也，死生之本也。逆之则灾害生，从之则苛疾[1]不起，是谓得道。道者，圣人行之，愚者佩[2]之。从阴阳则生，逆之则死。从之则治，逆之则乱。反顺为逆，是谓内格[3]。是故圣人不治已病治未病，不治已乱治未乱，此之谓也。夫病已成而后药之，乱已成而后治之，譬犹渴而穿井，斗而铸锥[4]，不亦晚乎！

【简介】

选自《黄帝内经》之《素问·四气调神大论》。

【注解】

[1]苛疾：严重的疾病。

[2]佩："背"的通假字，违背。

[3]内格：违逆阴阳变化的规律和趋势，王冰认为是"内性格拒于天道"的意思。

[4]锥：指尖锐的武器。

【语译】

所以说四时阴阳的变化，规定了万物从始至终的演化规律，是决定生死的根本。违逆了这条规律，就会产生灾害。遵从了这条规律，就不会产生严重的疾病。这就叫

作"得道"。对于"道",圣人认真地奉行它,愚人却违背它。顺从阴阳的变化规律就能保持生机,违逆阴阳就会导致死亡。顺从阴阳的变化规律就能得到治理,违逆阴阳就会导致混乱。违反顺从的趋势走向违逆,这就叫作"内格"。所以说圣人不专务于治疗已经发作的疾病,而专务于预防尚未发作的疾病;不专务于治理已经暴发的乱象,而专务于防范尚未暴发的乱象,就是这个道理。等病势已经形成然后才用药治疗,乱象已经形成才去加以治理,就如同感到口渴了才想着去挖井,面临战斗了才想起去铸造武器,岂不是太晚了吗?

【阐释】

这段著名的论断,是中医"治未病"思想的精辟表述,体现了防患于未然的先进医学思想和卫生保健的崇高境界。

在后世很多医家的解读中,阴阳之道是医道最为关键和重要的方面。把握和遵循了阴阳之道,自然也能认识到"治未病"是医道的崇高原则,体现了中国智慧。

《四气调神大论》将"阴阳四时"看作是万物之终始,死生之根本。四时是由阴阳消长变化而生,因而阴阳是最为根本的。正如本篇所说,能够顺从阴阳之道,就不会生病,是得道的表现。但是,阴阳之道尽管如此重要、如此根本,受到圣人的重视和遵行,愚者们却违背它,而不真正地遵行。当愚者忽视了阴阳变化的规律和趋势,违逆阴阳而胡作非为的时候,阴阳运行的秩序被破坏,疾病和变乱就会产生。

圣人和愚者的区别在于,圣人能够在一开始就看到阴阳消长平衡被破坏的征兆,预见到违逆阴阳造成的一系列后果,因而采取防微杜渐的手段,在阴阳违逆失序的萌芽状态进行干预,从而起到治未病、治未乱的功效,将祸患消弭于无形。诚然,在现实生活中,救人于危难之际,"挽狂澜于既倒"的医生是受人敬重和推崇的,也是不可或缺的。但"善战者无赫赫之功",如果能够"治未病",那病人遭受的苦难和损失无疑会大大减少,这也是当今中医追求的崇高境界。

45. 上以疗君亲之疾，下以救贫贱之厄，中以保身长全

【原文】

余每览越人[1]入虢之诊，望齐侯之色，未尝不慨然叹其才秀也。怪当今居世之士，曾不留神医药，精究方术，上以疗君亲[2]之疾，下以救贫贱之厄，中以保身长全，以养其生。但竞逐荣势，企踵[3]权豪，孜孜汲汲[4]，惟名利是务，崇饰[5]其末，忽弃其本，华其外而悴其内，皮之不存，毛将安附焉。卒然遭邪风之气，婴[6]非常之疾，患及祸至，而方震栗[7]，降志屈节，钦望巫祝，告穷归天，束手受败。赍[8]百年之寿命，持至贵之重器，委付凡医，恣其所措。咄嗟呜呼！厥身已毙，神明消灭，变为异物，幽潜重泉[9]，徒为啼泣。痛夫！举世昏迷，莫能觉悟，不惜其命，若是轻生，彼何荣势之足云哉？而进不能爱人知人，退不能爱身知己，遇灾值祸，身居厄地，蒙蒙昧昧，惷[10]若游魂。哀乎！趋世之士，驰竞浮华，不固根本，忘躯徇物[11]，危若冰谷，至于是也。

【简介】

选自张机《伤寒论》序。张机（约150—219），字仲景，河南南阳人，东汉末年著名医学家，被后世尊为"医圣"。张仲景所著《伤寒杂病论》奠定了中医临床医学基础，该书因战乱散失，后被整理为《伤寒论》和《金匮要略》。《伤寒论》原序表达了张仲景对医学宗旨的理解。

【注解】

[1] 越人：又称秦越人，即名医扁鹊。扁鹊治虢太子尸厥、为齐桓侯望诊，都是

著名的传说故事。

　　[2]君亲：指君王和父母以上的长辈亲人。

　　[3]企踵：踮起脚跟。多形容急切仰望之状。

　　[4]孜孜汲汲：心情急切、迫不及待的样子。

　　[5]崇饰：崇尚夸饰的意思。

　　[6]婴：系到脖颈上，引申为缠身的意思。

　　[7]震栗：恐惧战栗。

　　[8]赍（jī）：送给、给予的意思。

　　[9]幽潜重泉：人已死亡，并埋藏于地下。幽潜：隐伏潜藏；重泉：犹九泉，旧指死者所归之处。

　　[10]憃（chōng）：愚笨的样子。

　　[11]徇物：追求身外之物。

【语译】

　　我每次披览到秦越人入虢国为虢太子治病和到齐国为齐侯望诊面色的记载，无不慨然感叹他的才华之卓秀。但令人奇怪的是，今世的士人们却不愿意在医药上留神，不愿意精心地探究方术。掌握方术，对上可以治疗君王和长辈亲人的疾病，对下可以拯救贫贱百姓的灾厄，居中可以保护自己的身体长久安全。但他们只是竞相追逐荣华和权势，翘首企盼、紧紧跟随权贵和豪强，急不可耐地一心致力于追求名利，崇尚夸饰这些细枝末节的东西，却忽视、抛弃了根本，外表看来很虚华，内里却十分憔悴，就如同皮毛一样，皮都没有了，毛又将附着在哪里呢？等到猝然遭遇邪风之气，罹患了非同寻常的疾病，疾病和灾祸到来之时，方才感到震惊战栗，降下自己高高在上的心志，委屈自己的气节，钦佩仰望巫婆神汉，向上天祷告祈求，束手投降接受失败。或者拿着百年的寿命，把身体这个至为宝贵的重器，交付给凡俗的庸医，让他恣意妄为，令人嗟叹啊！他的身体已经倒毙，他的神明消灭了，活生生的人变成了尸体异物，埋葬在九泉之下，让亲人朋友徒劳哭泣。悲痛啊！举世之人都昏沉迷惑了，不能有所觉悟，不珍惜自己的生命。如此轻视生命，那些荣华权势又何足道哉？他们进不能爱人、知人，退不能爱护身体、了解自己，遇到灾祸，身居危厄之地，蒙昧无知，如同游魂般愚笨而动。悲哀啊！趋炎附势的士人们，竞相追逐表面浮华的东西，不去稳固根本，忘记自己的身躯却去追求外物，如履薄冰，如临深渊，危险万分，达到了这样的地步。

【阐释】

医道是人道之一端，具有基础性和根本性。只有在医道的护佑之下，人们才能成就自己的价值和意义。反之，如若像本文所述，人们舍本逐末，一味追求名利地位，何以维护和保全医道与人道？

医圣张仲景在《伤寒论》的序言中开宗明义地指出了研习医学的重要性。人的生命是开展一切社会活动的根本所在，失去了生命，抑或生命失去了正常的机能，人们所有的社会活动，所有对荣华与名利的追逐就失去了载体和舞台，也就毫无意义可言了。个人组成了家庭、社会和国家，它们的有序运行要以个人的健康为基础和前提。张仲景因而进一步指出了医学的社会意义，对于士大夫而言，研习医学并掌握医术，对上可以治疗君王和长辈亲人的疾病，对下可以帮助下层的贫苦民众解脱疾病的苦厄。而对于自己，医学当然也可以用来保障自身的生命与健康。总而言之，士大夫掌握了医学，穷则独善其身，达则兼济天下。这也是后来范仲淹"不为良相，便为良医"之论的出发点。

46. 圣贤所以精思极论尽其理也

【原文】

夫受先人之体，有八尺之躯，而不知医事，此所谓游魂[1]耳。若不精通于医道，虽有忠孝之心，仁慈之性，君父危困，赤子涂地，无以济[2]之，此固圣贤所以精思极论[3]尽其理也。由此言之，焉可忽乎？

【简介】

选自皇甫谧《针灸甲乙经·自序》。皇甫谧（215—282），字士安，自号玄晏先生，安定朝那(今甘肃平凉西北)人，魏晋年间著名学者、医学家。《针灸甲乙经》原名《黄帝三部针灸甲乙经》，简称《甲乙经》，十二卷，系皇甫谧将《素问》《灵枢》《明堂》三部医经分类编集而成，成书于魏甘露年间（256—259），是具有极高价值的针灸著作。

【注解】

[1] 游魂：离开身体的、游荡的孤魂，意为对身体健康不负责任则与游魂无异。

[2] 济：救济的意思。

[3] 极论：彻底地、透彻地论述。

【语译】

一个人秉承先人赋予的身体，拥有了八尺身躯，却不知晓医学之事，这就是所谓脱离身体的游魂而已。如果不能精通于医道，虽然有一颗忠孝之心，内蕴着仁慈的本性，但当君父因疾病而处于危险困难的境地，赤子因疾病而使生命面临涂炭之时，自己却没有能力救济他们。这就是圣贤为什么在医学方面精深地思考、透彻地论述以穷尽其中道理的原因。这样说来怎么可以忽视医学呢？

【阐释】

这段文字表明，医道与人伦之道是紧密联系在一起的，可以说，在中国古代医道护卫着人伦之道。

儒家经典《孝经》中说"身体发肤，受之父母"，是应该善加保护的，不然就是有违孝道。在这里，皇甫谧本人其实就是一个例证。他因服用寒食散而导致重病，痛苦万状，而后努力学医自我治疗，并撰著了《针灸甲乙经》流传千古。更为重要的是，如果父母遭遇疾病，而为人子者因不懂医学而无能为力，坐视亲人的病情不断加重而无可挽救，那是对"忠孝之心""仁慈之性"的摧残，是儒家情怀的士大夫们所不能接受的。历史上，许多名医都是士大夫出于为亲人疗疾的目的，转而学医最终有所成就，例如北齐的李元忠，隋代的许智藏，唐代的王焘，宋代的高若讷，元代的朱丹溪，这就是所谓的"以医为孝"。张从正将所著的医书命名为《儒门事亲》，也正是这一观念的体现。

47. 胆欲大而心欲小，智欲圆而行欲方

【原文】

（孙思邈）又曰：胆欲大而心欲小，智欲圆[1]而行欲方[2]。《诗》曰：如临深渊，如履薄冰[3]，谓小心也。赳赳武夫，公侯干城[4]，谓大胆也。不为利回，不为义疚，仁之方也。见几而作，不俟终日，智之圆也。

【简介】

选自刘肃《大唐新语》卷十《隐逸》。《大唐新语》是一部笔记小说集，共分三十门类、十三卷，记录了大量唐代人物的掌故逸事。

【注解】

[1] 智欲圆：智慧要像天道一样圆满周全。

[2] 行欲方：行动要像地道一样方正宽厚。

[3] 如临深渊，如履薄冰：语出《诗经·小雅·小旻》。意为如同处于危险境地，应极为小心谨慎。

[4] 赳赳武夫，公侯干城：语出《诗经·周南·兔罝》。原意为雄健勇武的军人，是为公侯抵御外侮的保卫者。此处借以表示大胆地挺身而出，勇敢地担当作为。

【语译】

孙思邈又说，胆子要大，但是心思要缜密，智识要像天道一样圆融，行动要像地道一样方正。《诗经》中说"如临深渊，如履薄冰"，就是说要小心谨慎。"赳赳武夫，

公侯干城"，是说要大胆。不因为利益有所犹豫徘徊，不因为道义问题而心怀愧疚，这是仁之方正。看到微小的征兆就立刻行动，不拖延时间，这是智之圆融。

【阐释】

这段文字主要表明，为医者所应具备的综合素养，而这些素养无不围绕"敬佑生命"这一主题展开，这是高尚医道的出发点和归宿。

"胆欲大而心欲小，智欲圆而行欲方"，是孙思邈对医者提出的四条修养路径。医者深知人命宝贵，辨证论治细致入微，如临深渊，如履薄冰，可谓"小心"；辨证分明之后果断行动，如同赳赳武夫，冲锋陷阵，可谓"大胆"。医者怀着救死扶伤的仁心，不计名利，一心赴救，这是"仁方"的表现，合于"天圆地方"之地道；能够敏锐地察见病情变化的细微征兆，这是"智圆"的表现，合于"天圆地方"之天道。明代医学家李中梓曾说"故心小胆大者，合而成智圆；心小胆大智圆者，合而成行方也"。这四者看似各有区别，实际上是相互成就、合为一体的。清代医学家王孟英说："凝神定气，惟心小胆大者能之，忍辱负重，惟智圆行方者能之。"他认为这就是名医之道。

48. 具而学之，则于医道无所滞碍，尽善尽美矣

【原文】

次须熟读此方，寻思妙理，留意钻研，始可与言于医道者矣。又须涉猎群书，何者？若不读五经[1]，不知有仁义之道。不读三史[2]，不知有古今之事。不读诸子，睹事则不能默而识之。不读《内经》[3]，则不知有慈悲喜舍之德。不读《庄》《老》，不能任真体运，则吉凶拘忌，触涂而生。至于五行休旺，七耀[4]天文，并须探赜[5]。若能具而学之，则于医道无所滞碍，尽善尽美矣。

【简介】

选自孙思邈《备急千金要方》卷一《大医习业》。

【注解】

[1] 五经：《诗经》《尚书》《礼记》《周易》《春秋》五部儒家经典，承载着儒家的价值观念，是中国古代最重要的思想文化经典。

[2] 三史：即《史记》《汉书》《东观汉记》，用来指代历史书。

[3]《内经》：此处的《内经》当指佛教经典，而非中医的《黄帝内经》。"慈悲喜舍之德"是佛教早期经典《阿含经》所主张的"四无量心"。

[4] 七耀：即"七曜"。中国古称日、月及金、木、水、火、土五星为七曜。

[5] 探赜（zé）：探索幽深玄妙的奥秘。赜，幽深玄妙之义。

【语译】

随后需要熟读这部方书，寻思其中的妙理，用心钻研，才可以开始与他谈说医道。此外还需要涉猎群书。为什么呢？如果不读五经，就不知道仁义之道。不读三史，就不知道古今历史上的诸多事件。不读诸子百家增广见闻，遇见事情就不能做到心中有数，准确认识。不读佛经，就不知道慈悲喜舍的佛教道德。不读《庄子》《老子》，就不能顺任本真、体察认同自然运化，因过于在意吉凶而产生各种拘泥和禁忌，困境就会到处发生。至于五行之间相互作用的旺相休囚死的理论，日月五星的天文运行规律，也都需要学医之人探究其中精微的道理。如果能够全面地学习，那么在医道探究上就不会遇到阻滞和障碍，于是就尽善尽美了。

【阐释】

这段文字指出了医者想要成就医道，必须具备广博的学识，成为百科全书式的人物。

在孙思邈看来，仅仅掌握医学知识和技能是远远不够的。除了学习儒道释三家的经典和思想之外，医者还应学习著名史籍，了解历史的经验，学习诸子百家，增广见闻和阅历。阴阳五行和天文历数之学也是成就大医不可或缺的学问。

历史上的大医，如葛洪、陶弘景、孙思邈、张介宾、徐大椿等，大多是博学的人物。《中国的中医药》白皮书中说："在数千年的发展过程中，中医药不断吸收和融合各个时期先进的科学技术和人文思想，不断创新发展，理论体系日趋完善，技术方法更加丰富，形成了鲜明的特点。"中医药发展离不开吸收包括中国古代科学在内的中华优秀传统文化。今天要成为大医，也应学习和传承中华优秀传统文化，还应注意吸收人类一切文明成果，成为一个适应时代的博学者。

49. 古之善为医者，上医医国，中医医人，下医医病

【原文】

古之善为医者，上医医国，中医医人，下医医病。又曰上医听声，中医察色^[1]，下医诊脉。又曰上医医未病之病，中医医欲病^[2]之病，下医医已病之病。

【简介】

选自孙思邈《备急千金要方》卷一《论诊候》。

【注解】

[1]察色：运用望诊观察面色、神色。
[2]欲病：将要发病。

【语译】

古代善为医道之人，上等的医生能够医治国家，中等的医生也能医治人民，下等的医生只能医治疾病。又有这样的说法，上等的医生诊断时主要靠听声音了解病情，中等的医生诊断时主要靠观察神色，下等的医生诊断时主要靠诊脉。又有这样的说法，上等的医生主要治疗还未发作的疾病，中等的医生主要治疗将要发作的疾病，下等的医生主要治疗已经发作的疾病。

【阐释】

这段文字将为医之道区分了层次，分为上医、中医、下医三等，上医是最高层

次，是医家的理想追求，也是医道的崇高境界。

早在春秋时期，秦国医官医和就提出了"上医医国，其次疾人，固医官也"的著名论断，体现出医家不仅仅关注治疗人的疾病，还有着"医及国家"的社会理想。医道不仅仅是能治病这么简单，在"治"的层面上体现出对人的实践能力、实践方式和实践目标的深邃思考，具有指导治理人际关系、治理国家的普遍性，因而医道通治道。在诊候上，孙思邈把"听声"归为上医的境界。古人有云"闻而知之谓之圣"，把听觉排在视觉之前，奉为至高境界的"圣"。日常用语中的"聪明"，也是耳聪先于目明。在治疗上，孙思邈认为，上医是"治未病"的，而"治未病"无疑需要对医道有着更为精深高妙的掌握。

50. 医有上工、中工、下工

【原文】

医有上工[1]、中工、下工。上工者，良工；中工者，庸工；下工者，谬工。盖谓庸工之不若良工，谬工之不若庸工也。以理言之，岂止不若良工哉？并不若谬工耳。谬工之杀人，杀人而见其迹[2]者也，见其迹则人所易知而易远，其为天下之害少。庸工之杀人，杀人而不见其迹者也，不见其迹，则人所易忽而易近，其为天下之害多。譬犹暴君为不善，其亡虽速，而天下之害不甚深。庸君未必能为大不善，而天下之元气，阴受其贼[3]而不知，其亡虽缓，而为害于天下，不既深乎？呜呼！庸君误天下，庸医误病人，一理也。

【简介】

选自裴一中《裴子言医》卷二。

【注解】

[1] 工：在古代士、农、工、商的"四民"中，医属于工一类，又称"医工"。

[2] 迹：形迹、痕迹的意思。

[3] 贼：祸害的意思。

【语译】

医工有上工、中工、下工之分。上工是优良之工，中工是凡庸之工，下工是错谬之工。一般说来，凡庸之工不如优良之工，错谬之工不如凡庸之工。但是按照道理来说，凡庸之工岂止不如优良之工呢？他连错谬之工都不如！错谬之工因医术不精而杀人，他杀人的痕迹很明显，痕迹显现出来，人们就容易知晓，容易疏远之，他对天下的危害就相对较少。凡庸之工杀人不显现痕迹，正是因为不显现痕迹，人们容易忽视，容易接近，他对天下的危害反而较多。譬如一个暴君胡作非为，他的覆亡就很快，对天下的危害不是很深。一个凡庸的君主未必能干出什么大不善的事情，但在不知不觉间，天下的元气却在不断地被他所祸害，他的覆亡虽然很缓慢，但对天下的危害却更深了。唉！庸君耽误天下，庸医耽误病人，其实是一个道理。

【阐释】

这段文字深刻剖析了医家"中工"的危害，凸显了庸医害人最甚。

古代"士、农、工、商"四民之中，医生属于"工"之列，故称医工。在《黄帝内经》中就有"上工""中工""下工"的划分。裴一中的理解是，上工是优良的医工，中工是平庸的医工，下工是错谬的医工。如以上、中、下相比较，似乎是错谬之下工不如平庸之中工，而平庸之中工不如优良之上工。但是，如果细究其中的道理，则平庸之中工不仅不如优良之上工，甚至还不如错谬之下工。

裴一中为什么会这样认为呢？这是因为错谬之下工因治疗失误而导致患者死亡，其行迹明显，容易被人察觉。人们发现了下工的失误，警觉到下工医术的错谬并敬而远之，如此他能造成的危害反而容易得到控制。但是平庸之中工，因其医术平庸，治疗效果不显著甚至完全没有效果，导致病人病情日益沉重，一步步走向死亡，人们往往察觉不到其中的问题，容易忽视他所造成的危害而继续信任他。正是因为如此，平庸之中工总是在不停地医治病人，而他们所造成的危害也远远多于错谬之下工。

在古人的观念中，医道通治道，因此裴一中还以君主治理国家做类比。一个暴君胡作非为，很快就会败亡，因而对天下百姓的危害可能还不是那么深。例如，西汉的昌邑王即位以后就开始胡作非为，很快就被废为海昏侯，换上了令西汉中兴的汉宣帝。但是一个平庸的君主治理天下，不一定做出令人震惊的大奸大恶之事，其平庸的统治很可能会长时间地蚕食戕害天下之元气，平庸之君主所造成的危害当时不显，但这种遗患却是历久弥深的。明代万历皇帝三十年不上朝，在他治下，明代也走向了不可逆转的下坡路。人们到天下将亡的时候，才会发现庸主统治出现的问题已积重难返。

因此，裴一中指出"庸君误天下"和"庸医误病人"，道理是一样的。医家固然应当避免出现错谬，但更应警惕的是成为并安于平庸之"中工"。

51. 拯黎元之疾苦，赞天地之生育，其有功于万世大矣

【原文】

医之为道，由来尚矣。原百病之起愈，本乎黄帝；辨百药之味性，本乎神农；汤液[1]则本乎伊尹[2]。此三圣人者，拯黎元[3]之疾苦，赞天地之生育，其有功于万世大矣。万世之下，深于此道者，是亦圣人之徒也。贾谊[4]曰：古之至人，不居朝廷，必隐于医卜。孰谓方技之士岂无豪杰者哉？

【简介】

选自俞弁《续医说》卷一《原医·至人隐医》。俞弁（生卒年不详），字子容，明代医学家。《续医说》十卷，系俞弁仿照宋代张杲《医说》体例，辑录历代文献中的医学典故编集而成，分为原医、医书、古今名医、厚德等二十七类。

【注解】

[1]汤液：即《汤液经法》，是古老的方剂学著作，相传为伊尹所作。皇甫谧《针灸甲乙经·序》："伊尹以亚圣之才，撰用《神农本草》，以为《汤液》。"

[2]伊尹：商代贤臣，辅佐商汤夺取天下。又是传说中的医学家。

[3]黎元：即黎民百姓。

[4]贾谊：西汉初年著名文士，官至长沙王太傅。

【语译】

医学作为一种高深的学问，由来已经很久了。推原百病的发起与痊愈，本起于黄

帝；辨别百药的气味和药性，本起于神农；汤液则本起于伊尹。这三位圣人拯救黎民百姓的疾病困苦，辅助天地生育万物的德性，他们的功劳非常巨大，惠及万世。万世以下，精于医道的人，也都是圣人一类的人物。贾谊曾说：古代的至人，如果不居于朝廷之上，那么必定隐逸于医者、卜者之间。谁说方技之士里面没有豪杰呢？

【阐释】

这段文字追述医道的起源，通过黄帝、神农、伊尹发展医学的功绩，表明医道能拯救黎民百姓疾病之苦，具有辅助天地生长养育之德。

《素问·上古天真论》中，曾经提到了圣人，这也是医家追求的极高境界：圣人仅次于"至人"和"真人"，真人是"提挈天地"的，至人是"游行天地之间"的，不免有过于高逸而远离人世的感觉，而圣人是"适嗜欲于世俗之间，无恚嗔之心，行不欲离于世"的，是和天下黎民百姓生活在一起的。

医学在古代虽被归于方技之学，但却是一种圣人之道。在医史传说中，医学的建立和圣人的创造发明关系密切。对百病本原和治疗规律开展研讨探究，形成系统的医学理论，从黄帝开始；遍尝百草，辨别各种药材的性味，形成本草学说，从神农开始；将诸药组合成方剂，以汤剂治疗患者，形成方剂之学，从伊尹开始。其中黄帝、神农是治理天下的圣王，伊尹是辅佐成汤、再造殷商的圣相。这三位圣人，不但在治国理政上惠及苍生，而且发明医药，创下了惠泽万世的伟大功业。

在后来的时代，深于医道者也大都有着圣人的能力和情怀。古代的圣人，如果不在朝堂为政惠及天下百姓，就必定是隐于医卜方技之业，利泽民间。方技之士也有豪杰，切不可小看。

52. 夫有医术，有医道。术可暂行一时，道则流芳千古

【原文】

故医有贫贱之医，有富贵之医。膏粱[1]之子弟与藜藿[2]之民不同，太平之民与疮痍[3]之民不同。乡村间巷顽夫[4]壮士，暴[5]有所伤，一服可愈。若膏粱子弟，禀受虚弱，奉养柔脆，概以此术施之，贻害不小。夫有医术，有医道。术可暂行一时，道则流芳千古。

【简介】

选自赵献可《医贯》卷六《伤饮食论》。赵献可（生卒年不详），字养葵，浙江鄞县人，明代医学家，约生活于16世纪下半期。《医贯》是赵献可所撰医论著作，共六卷，全书以保养"命门之火"一以贯之，故名为《医贯》。

【注解】

[1] 膏粱：动物的油脂、精美的饭食，说明生活条件好。

[2] 藜藿：藜菜、豆叶之类的野菜，说明生活条件差。

[3] 疮痍：创伤，也比喻遭受灾祸后凋敝的景象。

[4] 顽夫：指当时生活在恶劣条件下的顽强之民。

[5] 暴：突然、猛烈的意思。

【语译】

医生中，有专医贫贱病人之医，也有专医富贵病人之医。富贵人家以膏粱美食养

育出的子弟与贫贱人家用藜藿野菜养育出的草民体质不同，太平盛世之民和战乱疮痍之民的体质也不同。在乡村闾巷的环境中顽强生活的强壮之士，突然饮食上有所伤害，服一剂药即可痊愈。但如果是饮食讲究的富家子弟，先天禀赋就比较虚弱，后天的奉养又过于柔和脆弱，一概以这样的医术治疗，就会产生不小的祸害。医学之中有医术，有医道，医术只可以暂时流行一段时间，医道则可以流芳千古。

【阐释】

这段文字指出医道和医术的区别，主张医家不应只着眼于医术的精进，还应将医道作为长远的追求。

"道"和"术"是中国传统思想中常见的一对概念，"道"偏重于原理和宗旨，"术"偏重于具体、实际的技术。"道"以"术"为展现，"术"以"道"为根据。

从字义上，"道"的本义是"所行道也"，是人所探索和践履出的道路。"术"的本义是"邑中道也"，是城邑中的道路。"道"比起"术"更加稳定，更具有普遍意义和永恒价值。就如同中国历史上的著名古道，其往往是比较稳定的，是人们用了千百年时间探索开发出来的，如"金牛道""太行八陉"等，今天公路和铁路的建设也往往循着这些古道延伸。当人们用"道"的思想观察天空的时候，就出现了"天道"的观念。而城邑中的道路，随着城市建设的推进，是经常发生改变的。"医术"和"医道"也是这样，任何一个时代的"医术"都是带有时代性和局限性的，也没有放之四海皆准的永恒标准。医家应当关注"医术"背后的"医道"，由"术"向"道"。所以，赵献可指出医术只可暂行一时，医道可以流芳千古。

53. 医者，赞天地之生者也

【原文】

夫生者，天地之大德也。医者，赞天地之生者也。人参[1]两间，惟生而已，生而不有，他何计焉？故圣人体天地好生之心，阐明斯道，诚仁孝之大端，养生之首务，而达人之必不可废者。惟其理趣幽深，难于穷究，欲彻其蕴，须悉天人。盖人之有生，惟天是命，天之所育，惟人最灵。故造化者天地之道，而斡旋者圣人之能，消长者阴阳之机，而燮理[2]者明哲之事。欲补天功，医其为最。惟是死生反掌，千里毫厘，攸[3]系非轻，谈非容易。故不有精敏之思，不足以察隐；不有果敢之勇，不足以回天；不有圆融之智，不足以通变；不有坚持之守，不足以万全。凡此四者，缺一不可，必欲备之，则惟有穷理尽性，格物致知，以求圣人之心斯可也。

【简介】

选自张介宾《类经图翼·序》。张介宾（1563—1640），号景岳，字会卿，浙江绍兴人，明代著名医学家。张介宾对《黄帝内经》深有研究，用三十年时间编成《类经》《类经图翼》《类经附翼》。《类经图翼》运用了大量图像支撑和拓展《类经》的解析。

【注解】

[1]参：同"叁"，三分之义，天地人为"三才"。又有"参与"之义。

[2]燮（xiè）理：调理。

[3]攸（yōu）：所，助词。

【语译】

生生不息,是天地的大德。医学,是辅助赞育天地生生之道的。人之所以能在天地之间与两者相参,所依凭的就是生命而已,如果人不能完全把握占有自己的生命,哪还有什么其他的计较可言呢?所以圣人体察到天地的好生之心,阐明医道,实在是仁孝之德最大的发端,是养生首先需要追求的要务,这是通达之人一定不能偏废的。但是医道的理论旨趣非常幽深,难于穷尽探究,想要透彻地把握其中的内蕴,需要熟悉天人之学。人之所以有生命,是天命所赋予的,天所养育的万物之中,只有人是最为灵秀的。造化万物是天地之道,斡旋于天地之间是圣人的才能,消长是阴阳变化的玄机,而燮理阴阳是明达贤哲之人的本事。想要补全上天的生生之功,医道是最为合适恰当的。只是死生之间的变化如同反掌般容易,差之毫厘谬以千里,因此医道所系不轻,很不容易。所以医者如果没有精深敏锐的思维,就不足以察见隐情;没有果断敢为的勇气,就不足以挽回天命;没有圆满融通的智慧,就不足以通达变化;没有坚定持久的守护,就不足以保持万全。对于通达医道而言,这四样品质缺一不可,要想全部齐备,则唯有通过穷究天理,尽复本性,格物致知,追求实现圣人之心,这样才可以达到目的。

【阐释】

这段文字盛赞医道辅助天地生生之德的功绩,指出医者必须具有四种素质,而培养这四种素质的关键,在于穷理尽性、格物致知。

"敬佑生命"是广大医务工作者的崇高精神之一,就是要敬畏生命、护佑生命。《周易》中说:"天地之大德曰生。"中国古代的先哲把生命看作是天地之间最为伟大的德性体现。礼敬生命,是中华文明的内核之一。医者救死扶伤,养护生命,是天地好生之德的支持者和帮助者。

中国传统文化视天地人为"三才",是世界中之最伟大者。人之所以能与天地相参,就在于人是天地所生,万物之灵。人不但具有生命,而且善于养护生命。张介宾指出,上古的圣人体察到天地化育众生的奥秘,阐发出生命的伟大意义。而对于生命的尊重，正是中国传统的仁爱、孝敬等道德观念的统摄和发端。尊重生命，也是养生的出发点和首要之务，这是贤达之人万万不可忽视的。

但是，生命蕴藏着世界上最为幽微复杂的奥秘，要穷究生命的规律和道理是非常困难的。张介宾以为，天人关系是最为根本的关系，要想通彻生命的内蕴，必须洞察知悉天人之理。古人认为，人的生命得之于天。造化万物，生生不息，是天地运行之道；能够在天地运化中斡旋其间，则是圣人之能。此消彼长是阴阳变化之理，而调理阴阳使之平衡，则是明哲所务之事。所以从宗旨上说，医家是最能够承续补足天之功用者。

生死之变易往往在反掌之间，差之毫厘，谬以千里。没有精到而敏锐的深思，就难以察见病情的隐秘变化；没有果断担当的勇气，就无力回天；没有圆满融通的智慧，就不足以灵活变通；没有坚定守护的信念，就不足以守卫病人之安全。张介宾认为，医者要担负起守护生命的职责，这四种素质是缺一不可的。而要达到四种素质齐备，则必须通过"穷理""尽性""格物""致知"的方式，穷究世界的真理，充分发掘善良的天性，研究世界上的万事万物，达致对真理的认知，这也是体察圣人之心的修养方式。

54. 万事不能外乎理，而医之于理为尤切

【原文】

万事不能外乎理[1]，而医之于理为尤切。散之则理为万象，会之则理归一心。夫医者，一心也；病者，万象也。举万病之多，则医道诚难，然而万病之病，不过各得一病耳。譬之北极[2]者，医之一心也；万星者，病之万象也。欲以北极而对万星，则不胜其对；以北极而对一星，则自有一线之直，彼此相照，何得有差？故医之临证，必期以我之一心，洞[3]病者之一本。以我之一，对彼之一，既得一真，万疑俱释，岂不甚易？一也者，理而已矣。苟吾心之理明，则阴者自阴，阳者自阳，焉能相混？阴阳既明，则表与里对，虚与实对，寒与热对，明此六变，明此阴阳，则天下之病，固不能出此八者。

【简介】

选自张介宾《景岳全书》卷一《传忠录·明理一》。《景岳全书》共六十四卷，是张介宾融汇了个人临床经验和学术思想的综合性医书。

【注解】

[1] 理："理"的本义是治玉，后逐渐演变为支配万事万物的规律、道理，并被理学家推崇为最高的哲学范畴，成为"形而上之道"。

[2] 北极：北极星，又称"北辰"，因地轴指向北极星，随着地球的自转，北半球的人们会看到天球上的星辰围绕北极星旋转。

[3] 洞：通达之义。

【语译】

天下万事都不能游离于理之外，理对于医学而言尤为切要。以分散的角度观之，理蕴藏于万象之中；以会聚的眼光观之，则理归于一心之中。医学，就是一心；疾病，就是万象。如果要列举万病的繁多，那医道确实是非常繁复而难以掌握的。然而万病之病，不过是各得一种病而已。譬如天之北极，如同医学之一心；天空中的万千星辰，如同疾病之万种征象。让北极对应万千星辰，那是对不过来的；但是以北极星对应其中的一颗星，则自然会有一线与之直接对应，彼此相照，怎么会有差池呢？故而医者临证诊疗，必然期望以我之一心，洞察病人病证的一个根本。以我之一对应彼方之一，既然得到了其中真正的对应，各种各样的疑惑也就释然了，这样岂不是很容易吗？所谓"一"其实就是天下一理而已。我心中的理明彻了，所观照到的阴的东西自然是阴，阳的东西自然是阳，怎么会相混淆呢？阴阳既然明判了，那么表与里也产生了真正的对应，虚与实也产生了真正的对应，寒与热也产生了真正的对应，明白了这六种变化，掌握了此阴阳之理，那么天下的各种疾病，就都不能出乎阴、阳、表、里、虚、实、寒、热这八纲了。

【阐释】

这段文字认为，医道的根本在于把握作为万事万物之根本的"理"。

宋代以后，一种叫作理学的新儒学逐渐兴起，成为中国哲学思想的代表性学术，从而对士农工商方方面面的思想形成了影响。同时，随着宋代以后对儒学人士学医的倡导，儒学思想和医学思想的关系再一次紧密起来。"理"作为理学所主张的最高哲学范畴，又被称为"天理"，是形而上的最高哲学本体，规定了万事万物的根本规律，是一种普遍真理，具备了和"道"一样的高度。万事万物都受到"理"的支配，体现着"理"。理学家认为，如果人的心能够明彻了"理"，就能够照见万物之上的那个理，从而掌握万事万物。他们还提出了"格物穷理"的修养方法。在张介宾看来，要提升医学上的造诣，是尤其需要提升对"理"的把握的。医学与疾病的关系，就好像是理之一心与理之万象的关系，归根结底都是"理"的体现。因而他提出了北极星与万星的比喻，如果简单地以北极星去一一应对万星，那是"不胜其对"的，但是注意到其实每一颗星都是在天球上围绕北极星旋转，那么北极星和天上的每一颗星就都对应起来了，这就掌握了其中的"理"。张介宾指出在临证诊疗时，也是以"以我之一心，洞病者之一本"，其实就是对普照万物之一理的运用，是能够应对天下之病的。

55. 医者以中庸之道存乎衷

【原文】

中者不偏，庸者不易。医者以中庸[1]之道存乎衷[2]，则虚者补，实者泻，寒者温，热者凉，自有一定之至理。若偏于温补，偏于凉泻，是非中非庸矣。夫医道，上通天之四时六气[3]，地之五方五行，寒热温凉，升降浮沉，信手拈来，头头是道。急者急治，缓者缓治，若仅守平和之橘皮汤[4]者，又执中无权也。溯观古今，多有偏心，偏于温补者，惟用温补，偏于清凉者，惯用清凉，使病患之宜于温补者，遇温补则生，宜于凉泻者，遇清凉则愈，是病者之侥幸以就医，非医之因证以治病也。岂可语于不偏不易之至道哉！

【简介】

选自张志聪《侣山堂类辩》卷上《中庸之道》。张志聪（1610—1674），字隐庵，浙江钱塘人，明末清初著名医学家。《侣山堂类辩》二卷，是张志聪所撰的医论著作。

【注解】

[1] 中庸：儒家至高的道德标准和方法论原则。

[2] 衷：内心，指中庸之道融会于心。

[3] 六气：指阴、阳、风、雨、晦、明之气。

[4] 橘皮汤:《金匮要略》中的方剂。

【语译】

中是不偏颇的意思，庸是不变易的意思。医者在心中存有中庸之道，则虚者补之，实者泻之，寒者温之，热者凉之，都有一定的、至为准确的道理。如果治疗时偏好使用温补之法，或者偏好使用凉泻之法，那就既不守中道又不遵庸常了。

医道，上与天之四时六气相通，下与地之五方五行相通，对于寒热温凉的气性，升降浮沉的气机，能够信手拈来，头头是道。对于急病者，以急速的方式治疗；对于缓病者，以舒缓的方式治疗。如果只是守着药力平和的橘皮汤，则又属于执着于中道而缺少权变了。纵观古今医家，治疗上大多有着偏颇之心，偏好于温补之法的医家，治疗时只用温补；偏好于清凉之法者，治疗时惯用清凉。假如病人之病情正好适宜温补之法治疗，遇到爱用温补法的医家就能获得生机；假如病情适宜凉泻之法，遇到惯用凉泻法的医家就能治愈。但这是病人依靠侥幸获得医治，而不是医家因循病证来治病。对于这些医家，怎么能和他们言说不偏不易的至道呢？

【阐释】

这段文字认为，"中庸之道"是医道的体现，医道是"不偏不易之至道"。

今天人们对中庸的理解带有一定的偏差，往往把中庸简单地理解为平庸。事实上，在儒家思想中，中庸是至高的精神境界，所谓"极高明而道中庸"。对"中庸"的理解，需要从"中"和"庸"两个字入手，"中"具有中正中和之义，"庸"即稳定不变之义。医学关系到人的生死安危，人的健康如何维持，尤其需要从中、庸二字的意义去考量权衡。张志聪指出，医道需要考量天地之间的种种变化，需要医者知常达变，权衡利弊，及时调整治疗的原则和方法。中庸是治疗的目标和指向，而把中庸所表现出来的平和效果作为手段，则是对中庸的肤浅理解，其实也是不符合中庸之道和人们的理性认知的。与人们的惯有印象恰恰相反，中庸的状态实际上是很难维持的，需要医者有着极高的本领和手段进行调摄。由此看来，只会使用温补或者凉泻的治疗手段，那根本就不是辨证论治，而是在碰运气、博侥幸。张志聪认为，这些医生和只会使用平和之药的医生一样，都是不值得和他们言说至道的。

56. 用药如用兵，用医如用将

用药如用兵，用医如用将。善用兵者，徒^[1]有车之功；善用药者，姜有桂之效。知其才智，以军付之，用将之道也；知其方伎^[2]，以生付之，用医之道也。世无难治之疾，有不善治之医；药无难代之品，有不善代之人。民中绝命，断可识矣。

【简介】

选自《褚氏遗书·除疾》。褚澄（？—483），字彦道，南齐医学家。《褚氏遗书》一卷，相传是由唐代末年盗贼发掘墓冢得到的石刻医书笔录整理而成，也有考证认为系后人伪托。

【注解】

［1］徒：徒步作战的兵士。

［2］方伎：即"方技"，古代关于生命相关的学问技术的统称。《汉书·艺文志·方技略》包括"医经""经方""房中""神仙"四类。

【语译】

运用药物如同调遣兵士，信用医生如同任用将领。善于用兵的将领，能把徒步的兵士发挥出战车的作用；善于用药的医生，能把姜用出桂的功效。知晓他的才智，把军队托付给他，这是用将之道；知晓他的方技本领，把生命托付给他，这是用医之道。世上其实没有难治的疾病，只有不善于治病的医生；用药没有难以替代的药品，只有不善于做好替代的药工。民众中间出现因病失去生命的人，也就可以认识到其中的原因了。

【阐释】

"用药如用兵，用医如用将"是对治病与延医的形象比喻，也彰显了医道与军事哲学之间的借鉴和化用。

疾病如同入侵人体的外敌，如何将其打败驱赶，尽可能减少对身体的损害，成为医学向军事学学习的出发点。医事事关病人的生死存亡，军事事关国家的生死存亡，都是高度复杂的系统工程，具有相互学习借鉴的基础。中国古代有着发达的军事思想，精深的军事哲学，既有强调平时治军的"军法"，以《司马法》为代表；又有强调战时出奇制胜的"兵法"，以《孙子兵法》为代表。军法要求治军有方，将领知兵善战，战士训练有素，阵容整齐，后勤有力；兵法要求兵贵神速，兵者诡道，避实击虚，主张不战而屈人之兵。

褚澄特别强调了选医和用药对于治疗疾病的重要性，选医如同选将，合适的将领能够正确判断战场形势，果断出击，取得胜利；用药如同用兵，善于用兵的将领能够充分发挥士兵的作战潜力，起到事半功倍的功效。后来的医家也对军事思想多有吸收化用，例如徐大椿著《用药如用兵论》，就曾做了更为详细全面的阐发。

57. 谁谓良医之法，不可通于良相也

【原文】

治身犹治天下也。天下之乱，有由乎天者，有由乎人者。由乎天者，如夏商水旱之灾是也；由乎人者，如历代季世[1]之变是也。而人之病，有由乎先天者，有由乎后天者。由乎先天者，其人生而虚弱柔脆是也；由乎后天者，六淫之害，七情之感是也。

先天之病，非其人之善养与服大药，不能免于夭折，犹之天生之乱，非大圣大贤不能平也。后天之病，乃风寒暑湿燥火之疾，所谓外患也；喜怒忧思悲惊恐之害，所谓内忧也。

治外患者以攻胜，四郊[2]不靖，而选将出师，速驱除之可也。临辟雍[3]而讲礼乐，则敌在门矣。故邪气未尽，而轻用补者，使邪气内入而亡。治内伤者以养胜，纲纪不正，而崇儒讲道，徐化导之可也。若任刑罚而严诛戮，则祸益深矣。故正气不足而轻用攻者，使其正气消尽而亡。

然而大盛之世，不无玩民[4]，故刑罚不废，则补中之攻也。然使以小寇而遽起戎兵，是扰民矣。故补中之攻，不可过也。征诛之年，亦修内政，故教养不弛，则攻中之补也。然以戎首[5]而稍存姑息，则养寇矣。故攻中之补，不可误也。

天下大事，以天下全力为之，则事不堕。天下小事，以一人从容处之，则事不扰。患大病以大药制之，则病气无余；患小病以小方处之，则正气不伤。

然而施治有时，先后有序，大小有方，轻重有度，疏密有数，纯而不杂，整而不乱。所用之药，各得其性，则器使之道；所处之方，各得其理，则调度之法，能即小以喻大。谁谓良医之法，不可通于良相也？

【简介】

选自徐大椿的《医学源流论》卷下《医道通治道论》。徐大椿（1693—1771），字灵胎，晚号洄溪老人，江苏吴江人，清代著名医学家。徐大椿是博学多才的人物，对于天文、水利、诗文、乐律乃至技击均能得其要领。《医学源流论》共两卷，是徐大椿所著的医论著作。

【注解】

[1] 季世：末代，末世。

[2] 四郊：都城四周的郊野。

[3] 辟雍：天子所设的最高学府。

[4] 玩民：即顽民，不守政令、违法乱纪之民。

[5] 戎首：发动战争的主谋、祸首。比喻带头做坏事的人。

【语译】

治理身体如同治理天下。天下产生乱象的原因，有的在于自然，有的在于人为。在于自然者，诸如夏商时期出现水旱灾害就是出于这类原因。在于人为者，诸如各个朝代末世的变乱就是出于这类原因。人身遭遇疾病的原因，有在于先天的，也有在于后天的。在于先天的，诸如病人的资质禀赋天生就是虚弱柔脆的。在于后天的，诸如六淫造成的危害、七情带来的感伤等。

先天之病，如果找不到合适的医生善加调养，并服用效力巨大的药物，病人不能免除夭折，就犹如自然灾害造成的乱象，如果不是大圣大贤出面治理，就不能得到平定。后天之病，有的是风寒暑湿燥火造成的外感六淫之病，也就相当于治国时所面对的外患；喜怒忧思悲惊恐造成的内伤七情之病，也就是相当于治国时所面对的内忧。

治理外患需要运用进攻的方法来取胜。国家的四边不安定，就选派将领出师征讨，迅速驱除袭扰的敌人就可以了。如果这时候国君还亲临最高学府讲授礼乐之道，那敌人就打到大门口了。所以病人身体里的邪气尚未除尽，就轻率地使用补益之法治疗，那么就会使病人因邪气内人而导致死亡。治疗内伤之疾以调养的方式取胜。如同一个国家的纲纪不正，那就崇尚儒学宣讲道德，徐徐教化引导就可以了。这时候如果放任刑罚的滥用而严加诛戮，那么祸患就愈加深入了。所以病人如果正气不足而轻率地使用攻伐的治法，就会令病人因正气消尽而死亡。

然而在强大的盛世，仍然不乏不遵法度的民众，所以不能废除刑罚，这就是补益中有攻伐。但是假如因为小股贼寇就大起甲兵，那就扰乱民生了。所以补益中的攻伐是不能过度的。征讨诛伐的年份，也需要勤修内政，所以教化培养的工作也不会废弛，这是攻伐中的补益。但是为了不做开启战端的祸首而对敌人稍存姑息，那就是养寇为患了。所以说攻伐中的补益是不能耽误主要矛盾的。

天下的大事，举天下之全力来处置，则事情不会堕坏。天下的小事，委任一人从容处理，则事情不会纷扰。病人身患大病，就要以大剂药来克制病情，那么病气就会被消灭无余。病人身患小病，用小方处置病情，则正气不受伤害。

然而施治有时宜，治疗先后有顺序，药剂的大小有方法，轻重有限度，疏密有定数，纯正而不驳杂，齐整而不散乱。所用的药物，各自能够实现其药性，就是治国中运用器物的门道。所开具的药方，各个符合其中的医理，就是治国中调度资源的法门，能通过小的方面领悟大的道理。谁说良医之法，不能与良相治国之道相通呢？

【阐释】

这段文字集中论述了医道与治道是相通的，可以相互借鉴启迪。

"身国同治"曾是道家一贯以来的政治哲学思想。"不为良相，即为良医"的著名论断，是宋代名臣范仲淹在年轻时提出的人生理想，是从儒家的角度对"身国同治"的阐发。

范仲淹把"良医"与"良相"相提并论，也将"医道"提升到"治道"的高度，并将两者关联起来。徐大椿的《医道通治道论》则详细地阐释了"医道"与"治道"的相通之处。

徐大椿指出人身的疾病，有先天之病，有后天之病，如同天下的祸乱，有天灾有人祸。先天之病，非大圣大贤不能平定。后天之病则又分别对应内忧和外患，需要以攻伐之"武功"驱除外患，需要以补益之"文治"消除内忧。同时，还要注意在文治之时，要以攻伐作为辅助，在武功之时也要以补益作为支持。徐大椿提出"施治有时，先后有序，大小有方，轻重有度，疏密有数，纯而不杂，整而不乱"的原则，这些原则无论对于治病还是治乱而言，都是非常精当的。

58. 医贵通其意，又必善用其意也

【原文】

尝谓医者意[1]也，通其意则灵，不通其意则滞；善用意则巧，不善用其意则拙。余尝有句云："医林漫说秘青囊[2]，活法全凭用意良。"又云："读书泥古非师古，因证施方不执方。"甚矣！医贵通其意，又必善用其意也。何则？道本无言，一落言诠[3]，便着相[4]矣。浑言之而无所不通者，圣言也；专言之而条分缕析者，凡言也。然规矩在此，绳墨[5]亦在此，熟于规矩绳墨之成法，而能因事制宜，处处参以活法，而又动合古法，斯为至矣。

【简介】

选自吴士瑛《痢疾明辨·自序》。吴士瑛（生卒年不详），字甫恬，号葫芦山人，又号子虚子，江苏江阴人，清代医学家，约出生于乾隆末年，在嘉庆、道光、咸丰年间行医。

【注解】

［1］医者意也："医者意也"的说法最早见于东汉名医郭玉。《后汉书·郭玉传》："医之为言意也。"此名言有多种解释，基本可以理解为对于医道之关键，医者需要用心意来领会、通达，在诊疗中善加运用，从而达意、尽意。

［2］青囊：古代方士、医生盛书用的布囊。这里指代医书和医术。

［3］言诠：运用语言诠释。

［4］着相：佛学术语，意为执着于外在现象。

［5］绳墨：木工打直线的墨线。比喻规矩或规则。

【语译】

曾经有所谓"医者意也"的说法，医者如果通达其意，则能达到灵妙境界；不能达其意，则滞涩不通。善于运用其意则工巧，不善于运用其意则笨拙。我曾经有句话："医林之人不要随意谈说青囊之秘，灵活方法其实全在于医者之意的良好运用。"又说："读书拘泥于古书并不是在学习古书，应当因循病证施用方剂而不是执着于方剂。"太对了，医者贵在通达其意，同时善于运用其意。为什么呢？道本来是无言之道，一落到语言上便是执着于名词概念了。统而论道之言无所不通，是圣人之言；专门之言条分缕析，是凡俗之言。然而医者绳墨规矩的既定之法都在这里，熟悉成法而又能够因事制宜，处处参照运用灵活的方法，行动中又暗合古法，这就达到"道"的境界了。

【阐释】

"医者意也"是古老的格言，是对医道的精深判断，为历代医家所尊崇，在今天仍然有着积极的意义。可以这样理解，医学作为学问是"意"之学，作为手段是"意"之用。

"医者意也"贵在善加运用，医者应当发挥意识的主观能动作用，在诊断治疗中掌握主动。因此，医者应当在学习古人经典经方的基础上，灵活运用，因证施方，而不执着于经方，不拘泥于古书。吴士瑛所论的"医者之意"，其实直指医道的"道可道，非常道"。在古人看来，道本是无言的，不能简单地通过语言描述理解掌握，必须借助语言而又超越语言，不能拘泥于已有的言说，而应关注治疗的实效。吴士瑛认为，医书的专门之言制定了规矩和准绳，但不能拘泥于这些规矩和准绳，必须因事制宜，善用其言，活学活用，同时又暗合经方古法，这样才是达于医道的表现。

59. 其理精妙入神，非聪明敏哲之人不可学也

【原文】

今之学医者，皆无聊之甚，习此业以为衣食计耳。孰知医之为道，乃古圣人所以泄天地之秘，夺造化之权，以救人之死。其理精妙入神，非聪明敏哲之人不可学也。黄帝、神农、越人、仲景之书，文词古奥，搜罗广远，非渊博通达之人不可学也。凡病之情，传变在于顷刻，真伪一时难辨，一或执滞[1]，生死立判，非虚怀灵变[2]之人不可学也。病名以千计，病证以万计，脏腑经络，内服外治，方药之书，数年不能竟其说，非勤读善记之人不可学也。又《内经》以后，支分派别，人自为师，不无偏驳。更有怪僻之论，鄙俚[3]之说，纷陈错立，淆惑百端，一或误信，终身不返，非精鉴确识[4]之人不可学也。故为此道者，必具过人之资，通人之识，又能屏去俗事，专心数年，更得师之传授，方能与古圣人之心，潜通默契。若今之学医者，与前数端，事事相反。以通儒毕世不能工之事，乃以全无文理之人，欲顷刻而能之。宜道之所以日丧，而枉死者遍天下也。

【简介】

选自徐大椿《医学源流论》卷下《医非人人可学论》。

【注解】

[1] 执滞：思维行动上固执、迟滞。

[2] 虚怀灵变：心胸上虚怀若谷，思维上机灵权变。

[3] 鄙俚（lǐ）：粗俗，浅陋。

[4] 精鉴确识：精于鉴别，认识准确。

【语译】

当今学医之人，都是无依无靠到了非常严重的程度，才学习这种职业以为谋生的手段。谁能知道中医作为一种"道"，是古代的圣人们泄露天地的奥秘，夺取造化的权力，用来救人的手段。中医之理精深奥妙达到入神的境地，如果不是耳聪目明、敏锐贤哲之人，是不能学医的。黄帝、神农、秦越人、张仲景的医书，文辞古拙深奥，搜罗的信息广博深远，如果不是渊博通达的人是学不了的。病情的发展，经脉之间的传变在于顷刻之间，症状表现真伪一时难辨，医家对病情的把握一旦有所固执迟滞，立刻就会出现生与死的区别，如果不是虚怀若谷而不固执、且能机灵权变之人，是不能学医的。疾病名称数以千计，病情症状数以万计，脏腑经络的理论，内服外治的方法，各种方药之书，花费很多年头都不能穷尽已有的学说，如果不是勤于研读、且善于记忆的人，是不能学医的。又要考虑到《黄帝内经》之后，出现了各种各样的分支和流派，医者各自为师，不可避免存在偏颇之处。此外还有各种古怪邪僻的理论，粗鄙浅俗的学说，不断纷乱呈现，交相错立，产生种种混淆疑惑，一旦误信就终身无法返回正道，如果不是精于鉴别、认识准确的人是不能学医的。所以从事医道之人，必须具备过人的天资，具有通达之人的见识，又能够屏蔽俗事的干扰，专心学习多年，更要得到老师的传授，方才能够与古代圣人之心潜通默契。像当今学医的人们，与前面所说的几条，条条相反。医学是通达之儒花费毕生的时间学习而不能达到工巧的事情，现在却让全无文化修养和通达道理之人去学习，想要在顷刻之间达到工巧。今天这样医道日渐丧失，白白枉死者遍于天下的情况，也是常见的。

【阐释】

这段文字揭示了中医之所以能够起死回生，在于遵循了自然规律，掌握了主宰生命的权柄。正因为医道是极为高明的，所以并非人人可为，只有具备优秀的综合素质的人，才能悟透、传承并弘扬圣洁医道。

在徐大椿看来，医道是古代的圣人为了拯救病人的生命而发明的。在医道的发明中，圣人们泄露了天地的奥秘，夺取了造化生杀的权力，因而医道中蕴含着极其精妙入神的道理，只有一流的人才能够学会医道，掌握医道。但是，在徐大椿所处的时代，医学已经成为很多人谋生的手段，社会上庸医遍地，出现了"枉死者遍天下"的情况。有感于此，徐大椿申明了对学医人才的才智要求，力陈为医者必须具备"过人之资，通人之识"。据此，他指出了医家所应具有的五种素质：只有"聪明敏哲之人"才能领悟医道中天地人相参之奥秘，只有"渊博通达之人"才能读懂黄帝以来那些文辞古奥的医籍，只有"虚怀灵变之人"才能应对临床上瞬息的变化，只有"勤读善记之人"才能遍学汗牛充栋的方药之书，只有"精鉴确识之人"才能鉴别各种怪论邪说。除此之外，这样的一流人才还须得到名师传授，专心数年才能有所成就，如此才能传承医道，上不辜负古圣，下不愧对生民。

60. 医如汤武之师，无非王道

【原文】

扁鹊医如秦鉴烛物，妍媸不隐。又如奕秋[1]遇敌，着着可法，观者不能察其神机。

仓公医如轮扁斫轮[2]，得心应手，自不能以巧思语人。

张长沙医如汤武[3]之师，无非王道，其攻守奇正，不以敌之大小皆可制胜。

华元化医如庖丁解牛，挥刀而肯綮无碍，其造诣自当有神，虽欲师之而不可得。

孙思邈医如康成注书[4]，详于训诂，其自得之妙，未易以示人，味其膏腴，可以无饥矣。

庞安常医能启扁鹊之所秘，法元化之可法，使天假之年，其所就当不在古人下。

钱仲阳医如李靖用兵，度越纵舍[5]，卒与法会。其始以《颅囟方》著名于时，盖犹扁鹊之因时所重，而为之变尔。

陈无择医如老吏断案，深于鞫谳[6]，未免移情就法，自当其任则有余，使之代治则繁剧。

许叔微医如顾恺写神，神气有余，特不出形似之外，可模而不可及。

张易水医如濂溪之图太极，分阴分阳，而包括理气，其要以古方新病自为家法，或者失察，欲指图为极[7]，则近乎画蛇添足矣。

刘河间医如橐驼种树，所在全活，但假冰雪以为春，利于松柏而不利于蒲柳。

张子和医如老将对敌，或陈兵背水，或济河焚舟，置之死地而后生，不善效之，非溃则北矣。其六门三法[8]，盖长沙之绪余也。

李东垣医如丝弦新缲，一鼓而竽籁并熄。胶柱和之，七弦由是而不谐矣，无他，希声之妙，非开指所能知也。

严子礼医如欧阳询写字，善守法度而不尚飘逸，学者易于摹仿，终乏汉晋风度。

张公度医专法仲景，如简斋赋诗，并有少陵气韵。

王德肤医如虞人张罗，广络原野，而脱兔殊多，诡遇获禽，无足算者耳。

【简介】

选自《古今图书集成·医部》卷五百二十二《吕复医门群经辨论》。吕复（生卒年不详），字元膺，浙江鄞县人，元明之际医学家。

【注解】

［1］奕秋：春秋战国时期鲁国著名的围棋棋手。

［2］轮扁斫（zhuó）轮：轮扁，春秋时期齐国有名的造车工匠；斫轮，用刀斧砍削木材制造车轮。后用以形容技艺精湛，难以传授。

［3］汤武：商汤与周武王的并称。

［4］康成注书：康成即东汉经学家郑玄，他为儒家经典所作的注影响深远。

［5］度越纵舍：度越，军队安全越过险要地带；纵舍，调动敌人。

［6］深于鞫（jū）谳（yàn）：鞫，审讯的意思；谳，断案的意思。意为深于审讯断案。

［7］指图为极：指太极图为太极，意为本末颠倒。

［8］六门三法：六门，张从正判断疾病的六个门类，即风、寒、暑、湿、燥、火；三法，张从正常用治病的三种方法，即汗法、下法、吐法。

【语译】

扁鹊行医如同运用秦王的宝镜明察人物，其中的美丑无所遁形。又如棋士弈秋与人对敌，步步都有章法，但是观棋者却不能察觉其中的神机奥妙。

仓公淳于意行医如同匠人轮扁砍削车轮，得心应手，但没办法把其中的巧思用语言原原本本地告诉别人。

张仲景行医如同商汤王、周武王的正义之师，所禀行的是仁义"王道"，攻守符合兵法的奇正变化，不论敌人大小强弱都能克敌制胜。

华佗行医如同庖丁解牛，在骨节筋肉交缠之处仍然游刃有余，他的造诣如有神助，即使想要师从学习也不可得。

孙思邈行医如同经学大师郑玄注解经书，在训诂方面十分周详，他自己悟得的奥妙，不轻易告诉别人，但是医家品味他所著述的丰富内容，也足以缓解饥渴。

庞安时行医能够开启扁鹊所隐秘的奥妙，师法华佗的法度，假如上天给以他更长的寿命，他的成就应当不在古人之下。

钱乙行医如同唐代李卫公用兵，穿越险要，调动敌人，但最终都符合兵法。他一开始以治疗小儿的《颅囟方》闻名于当时，大概是因为扁鹊为当时的人所看重，故而加以变化发展。

陈言行医如同老吏断案，在审讯议断方面深有造诣，但未免偏离实情迁就程序法度，他自当其任则得心应手，运用他的理论施行治疗则使程序步骤变得繁重。

许叔微行医如同顾恺之作画摹写神韵，神气有余但不越出形似之外，可以模仿但不能赶上。

张元素行医如同周敦颐画太极图，划分阴阳，蕴含理气运化的太极之意，其要义在于运用古方治疗新病，自成家法。有的人没有察觉这一点，想要把太极图指为太极本身，就近乎画蛇添足式理解了。

刘完素行医如同郭橐驼种树，所到之处全都存活，但是他爱用寒凉药施行救治，利于体质强健如松柏的人，而不利于体质柔弱如蒲柳的人。

张从正行医如同老将对敌，有时候把兵卒布置在背水之地，有时候渡过河流就把渡船烧掉，置之死地而后生，医术不精的人效法之，即使不溃散也会败北。他的六门三法的医学主张，是承接张仲景的绪余。

李杲行医如同演奏刚刚旋紧丝弦的琴瑟，刚一演奏就精彩纷呈，令其他乐器黯然失色。但如果把调音的弦柱用胶粘住来进行合奏，乐曲的演奏就不和谐了，没有别的原因，是因为大音希声的奥妙，不是初学演奏之人所能知晓的。

严用和行医如同欧阳询写字，善于持守法度而不崇尚飘逸，学医之人易于模仿，但终究缺少魏晋书法家的风度。

张骏行医专门师法张仲景，如南宋诗人陈简斋赋诗，兼有诗圣杜甫的气韵。

王硕行医如同管理山泽苑囿的官员张网捕猎，在原野上广布网罗，逃脱的兔子极多，而通过这种不规矩的手段捕获的禽兽，是不够数的。

【阐释】

这段文字纵论历代名医的特色，形神兼备，栩栩如生，呈现医道巨流中的粼粼光彩。

吕复是生活在元末明初的一位名医，在当时以疗效闻名。吕复对自春秋战国一直到南宋的 16 位名医进行了非常生动的评价品鉴。如果自己没有精深的医术造诣和对医书典籍的精到理解，是无法对这些名医的道行形成独到理解和精准把握的。吕复的评价，颇有魏晋名士品藻的风度，他的评价广泛地引用中国传统文化中经史子集、兵法刑律、诗词歌赋、琴棋书画中的寓言典故，三言两语间尽得名医之神韵，可作为后世医家学习名医医学思想的路标和指南。由此也可以窥见中医学及其名家和中华文化的血浓于水的紧密联系。名医们对于医道各有探索，各有造诣，但殊途同归。吕复的品评，宏大精深，思接千载，极具画面感，可以让后世的医家感受到医道之大略。

参考文献

［1］李经纬，余瀛鳌，蔡景峰，等.中医大辞典［M］.北京：人民卫生出版社，1995.

［2］庄树藩.中华古文献大辞典·医药卷［M］.长春：吉林文史出版社，1990.

［3］顾廷龙.续修四库全书·子部·医家类［M］.上海：上海古籍出版社，2002.

［4］曹炳章.中国医学大成［M］.上海：上海科学技术出版社，1990.

［5］裘庆元.珍本医书集成［M］.北京：中国中医药出版社，2012.

［6］陈梦雷.古今图书集成·医部全录［M］.北京：人民卫生出版社，2006.

［7］张如青，朱锦善.中医古籍珍本集成·儿科卷［M］.长沙：湖南科学技术出版社，2014.

［8］沈澍农.中医古籍珍本集成·医案医话医论卷［M］.长沙：湖南科学技术出版社，2014.

［9］沈洪瑞，梁秀清.中国历代医话大观［M］.太原：山西科学技术出版社，1996.

［10］南京中医药大学.黄帝内经素问译释［M］.第4版.上海：上海科学技术出版社，2009.

［11］南京中医药大学.黄帝内经灵枢译释［M］.第3版.上海：上海科学技术出版社，2012.

［12］刘渡舟.伤寒论校注［M］.北京：人民卫生出版社，1991.

［13］皇甫谧.针灸甲乙经［M］.黄龙祥整理.北京：人民卫生出版社，2015.

［14］孙思邈.备急千金要方校释［M］.李景荣，苏礼，任娟莉.等校释.北京：人民卫生出版社，2014.

［15］唐慎微.证类本草［M］.郭君双，金秀梅，赵益梅校注.北京：中国医药科技出版社，2011.

［16］寇平.全幼心鉴［M］.王尊旺校注.北京：中国中医药出版社，2015.

［17］李梴.医学入门［M］.田代华，张晓杰，何永，等整理.北京：人民卫生出版社，2006.

［18］孙志宏.简明医彀［M］.北京：人民卫生出版社，1984.

［19］徐春甫.古今医统大全［M］.合肥：安徽科学技术出版社，1995.

［20］李时珍.新校注本本草纲目［M］.刘衡如，刘山永校注.北京：华夏出版社，2011.

［21］张介宾.类经：黄帝内经分类解析［M］.孙国中，方向红点校.北京：学苑出版社，2005.

［22］李世华，王育学.龚廷贤医学全书［M］.北京：中国中医药出版社，1999.

［23］包来发.李中梓医学全书［M］.北京：中国中医药出版社，1999.

［24］任春荣.缪希雍医学全书［M］.北京：中国中医药出版社，1999.

［25］李志庸.张景岳医学全书［M］.北京：中国中医药出版社，1999.

［26］柳长华.陈士铎医学全书［M］.北京：中国中医药出版社，1999.

［27］陈熠.喻嘉言医学全书［M］.北京：中国中医药出版社，1999.

［28］郑林.张志聪医学全书［M］.北京：中国中医药出版社，1999.

［29］刘洋.徐灵胎医学全书［M］.北京：中国中医药出版社，2001.

［30］李刘坤.吴鞠通医学全书［M］.北京：中国中医药出版社，1999.

［31］林慧光.陈修园医学全书［M］.北京：中国中医药出版社，1999.

［32］叶天士.临证指南医案［M］.苏礼，焦振廉，张琳叶，等整理.北京：人民卫生出版社，2013.

［33］潘楫.医灯续焰［M］.杨维益点校.北京：人民卫生出版社，1988.

［34］杨渊，等.清代秘本医书四种［M］.江一平，巫君玉，等校注.北京：中国中医药出版社，2002.

［35］怀抱奇.医彻［M］.上海：上海卫生出版社，1957.

［36］吴楚.吴氏医话二则［M］.上海：上海科学技术出版社，1993.

［37］刘肃.大唐新语［M］.北京：中国书店，2018.

［38］朱国祯.涌幢小品［M］.王根林校点.上海：上海古籍出版社，2012.

［39］陈邦贤.二十六史医学史料汇编［G］.北京：中医研究院中国医史文献研究所，1982.

［40］陶御风.笔记杂著医事别录［M］.北京：人民卫生出版社，2006.

［41］周守忠.历代名医蒙求［M］.邵冠勇，邵文，邵鸿续编注释.济南：齐鲁书社，2013.

［42］金东辰，孙朝宗.医林典故［M］.天津：百花文艺出版社，2009.

［43］段逸山.医古文［M］.上海：上海科学技术出版社，1984.

［44］贺娟，王小平.内经讲义［M］.第4版.北京：人民卫生出版社，2021.

［45］李赛美，李宇航.伤寒论讲义［M］.第4版.北京：人民卫生出版社，2021.

［46］徐作山.中医伦理学［M］.上海：上海科学技术出版社，1987.

［47］南京铁道医学院德育教研室.医德资料汇编［G］.南京：南京铁道医学院，1984.

［48］何兆雄.中国医德史［M］.上海：上海医科大学出版社，1988.

［49］邵德宝.医德讲义［M］.北京：中国中医药出版社，1993.

［50］刘俊荣，刘霁堂.中华传统医德思想导读［M］.北京：中央编译出版社，2011.

［51］姚志彬.春暖杏林：医德医风名言录［M］.广州：广东教育出版社，2012.

［52］罗仁，周迎春.中医医德经典格言精选［M］.广州：华南理工大学出版社，2019.

［53］夏慧茹.中医医德文献注评［M］.北京：科学出版社，2021.